GOLDMANN
RATGEBER

Buch

Divo Köppen-Weber ist die Begründerin der Alta-Major-Therapie, die sie in langen Praxisjahren erprobt und weiterentwickelt hat. Alta Major basiert auf der von allen spirituellen Schulen anerkannten Tatsache, daß nur in einer geraden, aufrechten Wirbelsäule kosmische und Lebensenergie fließen können. Alta Major konzentriert sich auf den Alta-Major-Punkt, Verbindung zwischen Rückenmark und Gehirn, dessen »Knick« – und damit die Störung – das ganze Energiesystem des Körpers schwächt, ist aber viel mehr als bloße Körpertherapie und Heilmethode für Rückenschmerzen. Alta Major hilft, den inneren Heiler in uns zu entwickeln und führt über die Aufrichtung der Wirbelsäule zu einer neuen positiven *inneren* Einstellung und weist Wege aus Resignation und Depression zu Mut und Erfolg.

Autorin

Divo Köppen-Weber, Heilpraktikerin und Psychotherapeutin, hat nach eigenen leidvollen Erfahrungen die einzigartige Alta-Major-Methode entwickelt. An ihrem Münchner Alta-Major-Institut finden Einzelsitzungen mit ausgebildeten Alta-Major-Therapeuten statt. Seit Jahren hält sie Vorträge, Seminare und Intensivtherapien im deutschsprachigen Raum.
Wulfing von Rohr ist als kompetenter, einfühlsamer Mitautor und Autor bei Themen aus Grenzbereichen des Wissens bekannt.

DIVO KÖPPEN-WEBER

Schluß mit Rückenschmerzen

Das Alta Major® Handbuch für die schmerzfreie Wirbelsäule

Der bewußte Umgang
mit der heilenden Lebensenergie
in unserer Wirbelsäule

GOLDMANN VERLAG

Dieses Buch erschien vormals als Hardcover unter dem Titel «Das Alta-Major-Handbuch. Der bewußte Umgang mit der heilenden Lebensenergie in unserer Wirbelsäule«.

Umwelthinweis:
Alle bedruckten Materialien dieses Taschenbuches sind chlorfrei und umweltfreundlich

Der Goldmann Verlag
ist ein Unternehmen der Verlagsgruppe Bertelsmann

Made in Germany · 3/93 · 1. Auflage

Umschlaggestaltung: Design Team München
Umschlagfoto: Pretzl, München
Fotografien: Steve Hammand, Santa Fe
Druck: Presse-Druck Augsburg
Verlagsnummer: 13679
Ba · Herstellung: Sebastian Strohmaier
ISBN 3-442-13679-2

Inhalt

Liebe Leser!

Dieses Buch gibt Ihnen die große Chance, sich körperlich und seelisch aufzurichten und sich damit von Schmerzen und Anspannungen zu befreien. Üben Sie nach den Anweisungen, die ich Ihnen mit diesem Buch gebe, so gut Sie können!
Die Alta Major-Methode ist eine in meinem Institut in langjähriger erfolgreicher Praxis ausgearbeitete Therapie. Alta Major bewirkt die schrittweise Wiederaufrichtung der Wirbelsäule in die von der Natur vorgegebenen Haltung.
Wenn Sie das Gefühl haben, daß Sie trotz eigener intensiver Bemühungen alleine nicht weiterkommen, wenden Sie sich an mein Institut in München.
Wir stehen Ihnen gerne mit Rat und Tat zur Hilfe.
Ich wünsche Ihnen Erfolg und Heilung. Mein Buch wird Sie auf dem Weg zu innerem und äußerem Wachstum, Heilung und Lebensfreude begleiten!

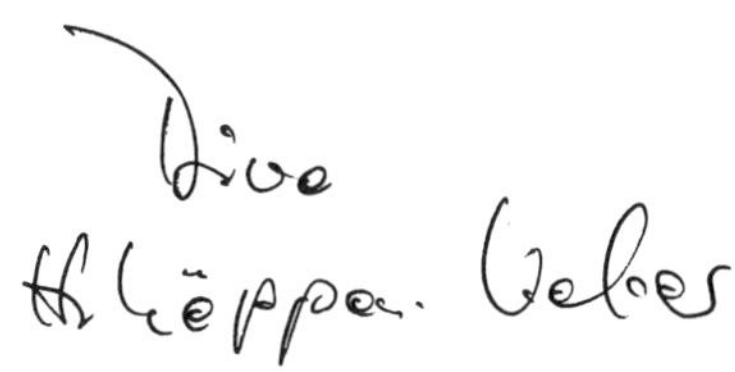

1
Einführung

Das Alta Major-Prinzip

»Man sieht nur mit dem Herzen gut.
Das Wesentliche ist für die Augen
unsichtbar.«

ANTOINE DE SAINT EXUPÉRY:
Der kleine Prinz

Alta Major ist eine von Divo Köppen-Weber entwickelte Methode bzw. Therapie, um sowohl körperlich wie seelisch wieder zu einer natürlichen, schmerzfreien und aufrechten Haltung zu finden.

Der Kern des Alta Major-Prinzips läßt sich kurz etwa so fassen: Bewußtsein ist ein Ereignis, das nicht nur in unserem Gehirn stattfindet, sondern auch im Rückenmark, in unserer Wirbelsäule, den Nerven und in all unseren Zellen. Es gibt keine Trennung zwischen unserem Gehirn und dem zentralen Nervenstrang in unserer Wirbelsäule; Hirn und Rückenmark und Nerven sind Teile eines einzigen, unmittelbar miteinander zusammenhängenden Organismus und Bewußtseinsfeldes.

Der Ist-Zustand unserer inneren und äußeren (Lebens-)Haltung spiegelt sich in unserem Körper, vor allem in der Haltung unserer Wirbelsäule und in der Form unserer Körperhülle wider. Verfestigte Fehlhaltungen, die unser Körper aufgrund körperlicher oder psychischer Ursachen zeigt, lassen sich am besten über Berührung *begreifen*. Erst durch die richtige Berührung werden wir der früher erlebten Ursachen gewahr, die unsere heutige Haltung geprägt haben.

Um zu einer natürlichen, uns jetzt entsprechenden und möglichen äußeren *und* inneren Aufrichtung zu gelangen, bedarf es eines Vorbilds oder einer Vision. Vorbilder oder Visionen lösen in uns Impulse zur natürlichen Aufrichtung aus. Die Alta Major-Methode führt dazu, individuelle Vorbilder und Visionen zu entdecken.

Das Alta Major-Zentrum in der Gehirn-

verlängerung, *Medulla Oblongata*, steuert diese Aufrichteimpulse.
Der imaginäre Alta Major-Punkt über dem Ende der Halswirbelsäule in der Schädelbasis dient als Ziel- und Zugpunkt für die Aufrichtung.
Am Alta Major-Tor, der Schädelbasisöffnung, geht der Hauptnervenstrang von der Gehirnverlängerung zur Wirbelsäule über. (Diese Begriffe spielen nur für das spätere theoretische Verständnis der Alta Major-Methode eine Rolle.)
Alta Major ist zuallererst ein *Bewußtseinsprozeß*, keine Gymnastik, kein Leistungssport, keine chiropraktische Therapie. Nur der Übende oder »Patient« allein durch seine eigenen inneren Bewußtseinsprozesse kann seine Aufrichtung und Heilung verwirklichen; der Berater* oder Partner kann und darf nichts anderes tun, als dem Übenden Impulse zur Bewußtwerdung zu vermitteln!
Jeder Mensch bestimmt das Tempo, den Grad und die Tiefe seiner individuellen Aufrichtung und seiner äußeren sowie inneren Heilung. Die Alta Major-Methode ist zwischen Körperarbeit, psychosomatischen und therapeutischen Therapien und Selbstverwirklichungswegen angesiedelt.
Alta Major eignet sich zur Vorbeugung, zur Heilung und zur Nachsorge bei latenten und akuten (Rücken-)Beschwerden**, aber auch als wirksame Hilfe, um den eigenen Lebenssinn zu entdecken und ein erfüllteres, erfolgreicheres, gesünderes und glücklicheres Leben zu führen.

* Ein Alta Major-Berater ist eine am Alta Major-Institut ausgebildete und jährlich aufs Neue autorisierte Person, die die von Divo Köppen-Weber entwickelte Methode in Einzelsitzungen vermitteln kann und darf. Die Liste der autorisierten Berater kann vom Institut angefordert werden.

** Alta Major ersetzt nicht die heilkundige Diagnose und Behandlung durch Heilpraktiker oder Arzt!

Die geistige Botschaft unseres Körpers

Die im Stehen, beim Sitzen und in der Meditation aufrechte Haltung des Menschen symbolisiert sehr eindrücklich unsere Ausrichtung: Mit den Füßen auf dem Boden unseres Mutterplaneten Erde haftend, ruhend, verwurzelt, erheben wir unser Haupt himmelwärts, hinauf und hinaus in die Unendlichkeit des Weltenraums, der – je nach Weltanschauung – unsere tatsächliche oder symbolische Heimat ist.

Die vielen verschiedenen Buddhastatuen – gleich ob sie den Buddha im Sitzen oder im Stehen zeigen – sowie Marienbildnisse aus unserem Kulturkreis weisen auf die Ausrichtung des geistigen Menschen nach »oben« hin. Zeugnisse des himmelwärts strebenden Menschen finden sich in nahezu allen Kunstformen fast aller Epochen und Kulturen.

In einer natürlichen, aufrechten Haltung – ohne Fehlhaltungen wie Hohlkreuz, zusammengezogenem Schultergürtel, eingesunkenem Brustraum, Halswirbelsäulenknick und/oder vorgerecktem Kopf mit vorgeschobenem Kinn und durch Halsknick aufwärts gerichtetem Blick – geht unser Blick nach vorn, *nicht* nach oben! Dies scheint der Symbolik der himmelwärts strebenden, vertikalen Aufrichtung des Menschen als Hinweis auf eine Verbindung des Mikrokosmos Mensch zum Makrokosmos Weltschöpfung zuwiderzulaufen. Bei näherer Betrachtung löst sich dieser Widerspruch aber in einer Weise auf, die Menschen überraschen mag, die sich bislang noch nicht intensiver mit dem spirituellen Wesen des Menschen haben beschäftigen können.

In Entsprechung zu bestimmten Körperfunktionen gibt es sogenannte feinstoffliche Kraftzentren, die auch »Chakras« genannt werden. Obwohl sie für unsere physischen Augen unsichtbar sind, können sie jedoch unmittelbar erspürt werden, sowohl in der Meditation wie auch zum Beispiel bei Yogaübungen. Die sieben Hauptzentren oder Chakras unseres Körpers heißen:

- das *Basis-* oder *Wurzelchakra* im Bereich des Steißbeins, das einen Bezug zu unserer innersten Lebenskraft hat;
- das *Sexualchakra* oberhalb des Schambeins mit Bezug auf unsere Sexualkräfte;

- das *Solarplexuschakra* im oberen Bauchbereich, das unserem persönlichen Gefühlsleben bzw. Ego entspricht;
- das *Herzzentrum* etwa in der Mitte des Brustraums, das sich auf überpersönliche Gefühle bezieht;
- das *Kehlkopfchakra* im Halsbereich mit Bezug auf unsere Auffassungsgabe und Ausdrucksfähigkeit;
- das *Augenchakra* zwischen den und etwas oberhalb der Augenbrauen als sogenannter Sitz der Seele.

Oberhalb dieses wichtigen Kraftzentrums gibt es nun aber noch ein siebentes, das sogenannte *Scheitelchakra* am oberen Scheitelpunkt des Menschen. Manchmal wird dieses Zentrum auch als »Tausendblättriger Lotos« bezeichnet.

Dieses Zentrum ist nach oben hin *offen*, wenn wir uns darauf bewußt einstellen – für geistige Impulse und spirituelle Energien, die aus höheren, »kausalen« Sphären kommen –, im Unterschied zu den weiter unten befindlichen Kraftzentren im Menschen, die wir oft mit gemüthaften oder »astralen« Kräften verbinden.

Während die *physischen Augen* in der natürlichen Aufrichtung des Menschen also geradeaus bzw. nach vorn blicken, ist das *innere geistige »Auge«* am Scheitelzentrum nach oben gerichtet. Wenn wir unsere physischen Augen schließen, blicken wir die Welt draußen nicht mehr an. Je mehr wir unser inneres Auge öffnen, desto mehr können wir mit dem Ursprung unseres Wesens in Verbindung treten.

»Man sieht nur mit dem Herzen gut. Das Wesentliche ist für die Augen unsichtbar.« Das ließ Antoine de Saint Exupéry den Fuchs zum kleinen Prinzen sagen.*

»Ich lernte, die ganze Schöpfung als meine eigene zu lieben. Deine Botschaft der Liebe ist der Sinn meines Lebens. Was bedeutet es schon, wenn ich ein Mensch genannt werde? In Wahrheit ist Liebe das Wesen meiner Seele; die gesamte Erde ist meine Heimat, und das Universum ist mein Land.«

Worte des Meisterheiligen, mystischen Dichters und Präsidenten der Weltgemeinschaft der Religionen, Darshan Singh, der im Mai 1989 seinen Erdenkörper verließ, im Gedichtband »Eine Träne und ein Stern«.**

Das höchste Ziel der Alta Major-Energie besteht darin, uns für diese höheren Dimensionen unseres ewigen geistigen Seins zu öffnen, indem wir die Botschaften dieser Sphären sowohl

* Antoine de Saint Exupéry: Der kleine Prinz. Rauch Verlag, 1988

** Darshan Singh: Eine Träne und ein Stern. Sawan Kirpal Publications, Korntal-Münchingen, 1988

intuitiv in unser Bewußtsein aufnehmen als auch an unserem Körper die verschlüsselten Signale solcher Botschaften ablesen, die wir bislang überhört haben.

Alta Major betrachtet den Körper als eine wunderbare Gelegenheit! Eine unüberwindliche Trennung zwischen Körper und Geist, eine Abwertung des Körpers als minderwertig und des Geistes als höherwertig, wie sie manche Denkschulen treffen, macht sich Alta Major nicht zu eigen. Vielmehr sieht Alta Major den Körper als einen nicht herausdividierbaren Teil einer Bewußtseinsganzheit, die sich in den unterschiedlichen Existenzebenen auf unterschiedliche Weise und in mehr oder weniger materiell greifbarer Form ausdrückt, aber eine *einzige* »Gestalt« besitzt.

Die Tatsache, daß unser physischer Körper einer ständigen Veränderung unterzogen wird, vom Aufbau vor unserer physischen Geburt bis zur physischen Auflösung mit dem sogenannten Tod, bedeutet ja nicht, daß er deshalb weniger wichtig oder wertvoll wäre. Eine Polarität oder Dualität oder einen Gegensatz von Geist und Materie oder ewiger Seele und vergänglichem Körper gibt es in Wirklichkeit gar nicht!

Ohne Körper ist kein Ausdruck der Seele, ohne Geist ist keine schöpferische Gestaltung von Materie möglich. Unser »äußerlicher« Körper ist ein höchst mystisches Symbol jener allumfassenden Schöpferkraft, die nicht nur alles durchdringt, sondern alles *ist*. Es gibt ja nichts »außerhalb« der Schöpfung, es existiert nichts außerhalb jener Energie oder Kraft, die wir Gott oder Allah oder die Buddhanatur oder das Selbst oder die Wahrheit oder noch anders nennen mögen.

Alles ist »innen«. Wir *sind* Schöpferkraft. Alles »an« und »in« uns ist Schöpferkraft...

Daraus ergibt sich natürlich auch, daß wir nicht nur in uns zwischen Körper, Geist und Seele innigst verbunden sind, sondern ebenfalls untrennbar mit allen Gliedern, Bereichen und Dimensionen der gesamten Schöpfung – mit allen Menschen, Tieren, Pflanzen, Mineralien, mit allen Planeten und sogar anderen Galaxien – wie in einem System kommunizierender Röhren. Wir leben auf einer Erde, betreten denselben Boden, atmen oft dieselbe Luft ein und aus, trinken und waschen mit demselben Wasser. Die Elemente, aus denen wir bestehen und die wir in uns aufnehmen und wieder ausscheiden, befinden sich in einem untrennbaren Kreislauf, aus dem wir uns nie »ausklinken« könnten, selbst wenn wir wollten.

Diese Einsicht führt wiederum zur Annahme einer besonderen Verantwortung – für uns selbst und unser Leben in den Dimensionen des spirituellen Bewußtseins und der räumlich-zeitlich bedingten körperlichen Existenz, und für zumindest unsere unmittelbare Umwelt und Umgebung.

Betrachten wir also unseren Körper als einen integralen Teil einer wundervollen Lebensganzheit, der uns Botschaften aus geistigen Sphären übermittelt, die wir entschlüsseln sollen! Es ist wie beim Paradoxon um die Henne und das Ei: Wer war zuerst da? Sollen wir beim Körper anfangen, um die geistigen Botschaften zur Verwirklichung unseres Lebenssinns in diesem Körper zu entschlüsseln, oder sollen wir mit der Entwicklung des geistigen Wahrnehmungsvermögens beginnen, um dem Körper Impulse zur Aufrichtung in seine natürliche Haltung zu vermitteln?

Die Alta Major-Methode bemüht sich darum, beides miteinander zu verweben. Alta Major geht davon aus, daß Körper und Geist in diesem Leben eine untrennbare und deshalb erlebbare Einheit darstellen.

Zusammenhänge zwischen Gehirnbewußtsein und Körperbewußtsein

Üblicherweise betrachten wir unser Gehirn als ausschließlichen Sitz des Bewußtseins und damit als »Feld« oder Bereich, in dem sich die Wahrnehmung und Verarbeitung von Sinneseindrücken, Gedanken, Gefühlen, Erinnerungen, Vorstellungen, Träumen, Visionen und intuitiven Erkenntnissen sowie mystischen Erlebnissen vollziehen.

Die moderne Wissenschaft hat beschrieben, wie vom Gehirn über die Nervenbahnen Impulse oder »Reize« ausgesandt und über dieselben »Leitungen« auch empfangen werden. Der Großteil dieser Nervenbahnen verläuft im Hauptnervenstrang aus der Gehirnverlängerung *(Medulla oblongata)* durch ein Loch in der Schädelbasis, unser sogenanntes *Alta Major-Tor*, in den Wirbelkanal der Wirbelsäule und verästelt sich von dort in die verschiedenen Körperregionen und Organe.

Es gibt keine Trennung zwischen dem Gehirn und dem zentralen Nervenstrang, der als »Rückenmark« durch unser Rückgrat läuft. Das »markartige« Gehirn und dieser Nervenstrang gehen »nahtlos« ineinander über, anders als zum Beispiel Ober- und Unterarm, die zwei getrennte Knochen darstellen, welche über an den Gelenken befindliche Sehnen und Muskelstränge miteinander verbunden sind.

Wenn unser Gehirn also ein »Bewußtseinsfeld« ist, müßte auch die Verlängerung des Gehirns im zentralen Nervenstrang (und weiter die feinen Nervenäste) ein Bewußtseinsfeld repräsentieren. Erleiden wir in der knöchernen Schutzhülle des Schädels eine Verletzung, so wirkt sich das bekanntlich auf unser Gehirnbewußtsein aus.

Wenn wir unsere natürliche Aufrichtung der Wirbelsäule vom Kreuzbein über die Lendenwirbelsäule und die Brustwirbelsäule bis hinauf in den obersten Halswirbel »abknicken«, verschieben oder verdrehen, so wirkt sich dies naturgemäß auf das Bewußtseinsfeld des zentralen Nervenstrangs aus, und von dort aus weiter bis hinauf in unser Gehirn. So können wir bedauerlicherweise wichtige Gehirnfunktionen praktischer Intelligenz, sensibler Intuition und mitfühlender Emotion »abklemmen«, ohne uns dessen bewußt zu sein.

Die Alta Major-Methode hilft, die Zusammenhänge zwischen Körper und Geist, zwischen Gehirnbewußtsein und körperlichem Bewußtsein buchstäblich zu be-greifen, sie nachzuvollziehen und das körperliche Ertasten sowie das innere Erfassen der Alta Major-Methode zu einer dynamischen Entwicklung der Persönlichkeit zu nutzen.

Während die Öffnung des Alta Major-Tors den Austritt der Gehirnverlängerung in den Hauptnervenstrang erlaubt, stellt das *Alta Major-Zentrum* eine besondere Gehirnregion mit einer spezifischen Aufgabe dar:

Es ist einerseits das Zentrum für unsere »Formintelligenz«. Das ist die geistige Fähigkeit, uns eine innere *dreidimensionale*, quasi räumliche und bildhafte Vorstellung von etwas zu machen, was wir einmal irgendwie begriffen haben. In der körperlichen Zuordnung wird das Alta Major-Zentrum in der *Medulla oblongata* angesiedelt.

Andererseits ist es auch eine Steuerungszentrale für die Impulse zur inneren und äußeren Aufrichtung und die dazu notwendige Aufrichtekraft in unserem Körper. Damit steht es in einem engen Zusammenhang mit den Bewußtseinsfeldern im Hauptnervenstrang, wenn von einem Punkt oder einer Partie der Wirbelsäule her Aufrichteimpulse und -kräfte ausgehen sollen.

Das Alta Major-Zentrum ist die innere geistige Instanz, die aufgrund der Erinnerung an eine innere räumlich-bildhafte Form Aufrichtekräfte bewirkt und Aufrichteimpulse lenkt. Es

wird durch die bewußte innere Konzentration auf Haltungsvorbilder bzw. »Formbilder« aktiviert, und sei diese Konzentration auch noch so kurz.

Ein simples Beispiel: Wenn wir uns jetzt beim Lesen selbst daran erinnern, so zu sitzen, wie wir uns bequem und gleichzeitig aufrecht fühlen, werden wir unwillkürlich unsere Haltung irgendwie verändern und »verbessern« und unsere Wirbelsäule etwas mehr aufrichten.

Die Aufrichtekräfte können auch speziell zum Herzraum hin gerichtet werden, so daß der Brustraum weiter geöffnet wird. Damit geht eine Aktivierung bzw. Stärkung der Thymusdrüse einher, die in Beziehung zu unserer überpersönlichen Liebesfähigkeit steht.

Das **Alta Major-Tor** ist die Öffnung in der Schädelbasis, durch welche der Hauptnervenstrang verläuft, der die nahtlose Weiterführung der Gehirnverlängerung darstellt. Somit ist das Alta Major-Tor der Dreh- und Angelpunkt an einer der strategisch wichtigsten »Knickstellen« unseres Bewußtseins und damit unserer Aufrichtung in der Wirbelsäule. Knicke in der Halswirbelsäule an dieser Stelle dicht unter dem Schädelansatz sind leider recht häufig zu beobachten und machen sich u. a. in »unerklärlichen« Kopfschmerzen unnachgiebig bemerkbar.

Der **Alta Major-Punkt** ist jener imaginäre archimedische Punkt oberhalb des letzten Halswirbels, der uns als »Zielpunkt« und »Ziehpunkt« für die Aufrichtung der Haltung der Wirbelsäule *und* der Lebenshaltung dienen kann. Wir können uns zu diesem Punkt hin mit der ganzen Wirbelsäule und vor allem mit der Halswirbelsäule hin rekken bzw. uns von ihm nach oben ziehen und dehnen lassen.

Formbilder, Urbilder und Vorbilder

In jedem Menschen sind Formbilder wirksam. Seit der Arbeit C. G. Jungs kennt die Psychologie in ihrem Forschungsgebiet kollektive Archetypen oder Urbilder, welche allgemeine Urerfahrungen bzw. Persönlichkeitsmerkmale widerspiegeln, die bisweilen überraschend und mit ungestümer Gewalt ins Alltagsleben eines Menschen hereinbrechen – nachdem ihre Energie lange Zeit vernachlässigt oder gar verdrängt wurde.

Wir wissen alle, wie sich verklemmte Sexualität zum Beispiel in Pornographie oder Perversionen ein Ventil schaffen oder wie eine unterdrückte Anima im Mann, seine weibliche Seite also, zur lieblosen Verhärtung führen kann.

Die Beeinflußbarkeit von Menschen durch Vorbilder ist historisch ausgewiesen. Im Guten denke man an Buddha, Maria und Jesus, aber auch an Mahatma Gandhi oder Mutter Teresa. Zu den Vorbildern im privaten Bereich gehören vielleicht die Eltern, Freunde, Lehrer, Kinder oder Lebenspartner. Die schlechten Vorbilder aus unserer eigenen Epoche sind eindringlich genug, um sie nicht mehr extra namentlich zu erwähnen.

Alta Major weiß um die Wirksamkeit solcher archetypischer Urbilder und idealer oder idolisierter Vorbilder, arbeitet aber hauptsächlich an der Erforschung einer anderen, in uns sehr wirksamen Art von Bildern: den sogenannten **Formbildern.**

Über die Aktivierung der Formintelligenz des Alta Major-Zentrums, über die Konzentration auf Vorbilder, gewinnen wir Zugang zu diesen Formbildern. Es handelt sich dabei um einen gleichzeitigen Vorgang von äußerem Begreifen und innerem Erfassen. Da Wort und Schrift aber eine Erklärung mehrerer Gedanken zur selben Zeit nicht zulassen, müssen sie hier nacheinander erläutert werden, obwohl die Beschreibung sich auf simultan stattfindende Vorgänge bezieht. Die Kunst der Berührung, die für die Aktivierung des Alta Major-Zentrums am besten geeignet ist, wird deshalb erst im nächsten Abschnitt behandelt. Es geht beim Erleben bewußter Berührung, wie wir später noch lesen und in den Übungen ausprobieren können, um den Vergleich zwischen unserer derzeitigen Form und anderen möglichen Formen und den Gefühls- und Bewußtseinsimpulsen, die solche Berührungsvergleiche in uns auslösen.

Jedes Erlebnis läßt irgendeinen Eindruck in uns zurück. Jeder Gedanke, jedes Gefühl, jeder Traum, jede Begegnung, jedes Glücksempfinden, jeder Schmerz, jede Verletzung, jede Zärtlichkeit, jede Hoffnung, jede Meditation...

Viele Menschen gehen davon aus, daß zusätzlich auch jedes frühere Leben mit allen seinen Erfahrungen bestimmte Eindrücke zurückgelassen hat. Wieder andere Menschen meinen, daß auch zukünftige Entwicklungsmöglichkeiten, die noch vor uns liegen und lediglich als – womöglich (noch) nicht erkanntes – Potential auf uns warten, ebenfalls Eindrücke hinterlassen, vielleicht sollte man besser sagen, »vorauslassen« oder projizieren.

All diese Eindrücke verbinden sich auf noch ungeklärte Weise zu dem, was wir unsere Persönlichkeit mit allen ihren körperlichen, emotionalen und spirituellen Dimensionen nennen können. Unsere Persönlichkeit fügt aus den vielfältigen Mosaiksteinchen ein Ganzes zusammen, ein »Formbild«. Dieses Formbild ist unser selbst produziertes Vorbild dessen, wie wir uns sehen, für wen wir uns halten, wie wir uns fühlen und begreifen. Natürlich verändert sich dieses Formbild laufend, weil manche Mosaiksteinchen an Farbe und Prägekraft verlieren oder herausgelöst werden und andere, neue hinzukommen.

Alta Major hat eine Methode entwikkelt, den **Ist-Zustand** unseres *derzeit* bestimmenden Formbildes zu erfassen – ohne Worte, ohne den oft mißverständlichen Intellekt und ohne die oft trügerischen Emotionen –, nämlich unmittelbar und direkt als quasi dreidimensionales inneres Bild, das wir vom Alta Major-Zentrum aus begreifen, sehen, spüren, abtasten, ohne irgendwelche die Wahrnehmung verzerrenden Vorurteile.

Alta Major zeigt, nachdem wir den Ist-Zustand begriffen haben – was uns vor allem in der Erstsitzung bzw. der ersten Begegnung mit Alta Major auch innerlich sehr ergreifen kann –, welche anderen Möglichkeiten eines veränderten, verwandelten Zustands in uns angelegt sind, um unseren eigenen Idealen besser zu entsprechen. Indem die Alta Major-Methode uns *unseren* Idealzustand am Körper des Alta Major-Beraters begreifen, sehen und ertasten läßt, gewinnen wir eine völlig neue reale Perspektive für unsere äußere und innere Haltung.

Diese unmittelbare, nonverbale Erfahrung eines in uns selbst angelegten Vorbilds, das uns der Alta Major-Berater nur widerspiegelt, gehört zu den bewegendsten und wirksamsten Schlüsselerlebnissen, die wir auf dem Weg der Selbstverwirklichung, Ganzwerdung und Heilung machen können. In diesem Buch werden zum ersten Mal die zentralen Übungen für diese Erfahrung ausführlich dargestellt.

Die nonverbale Erfahrung von bereits in uns angelegten Entwicklungschancen stößt über kurzfristige Aha-Effekte eine geistig-spirituelle Öffnung an, die uns zur Erforschung unseres Selbst verhilft. Immer neue Facetten unseres Lebenssinns, den wir uns selbst als Auftrag gestellt haben, um bestimmte schöpferische und gestaltende Kräfte in unserer Lebenszeit zur positiven Geltung zu bringen, werden uns dabei bewußt.

Die Kunst der Berührung

Den Zugang zur Erkenntnis unseres derzeitigen Ist-Zustands, der die Summe aller Eindrücke und Einflüsse in einem komplexen Formbild darstellt, gewinnen wir am besten durch die Berührung. Berührung ist eine nonverbale unmittelbare Form der Kommunikation und Informationsübermittlung, die hauptsächlich unsere Formintelligenz anspricht, also unsere Fähigkeit, räumliche Gestalt sinnlich wahrzunehmen und gleichzeitig eine sinnhafte Einordnung der damit verbundenen Energien und körperlichen oder symbolischen Aussagen dieser räumlichen Gestalt vorzunehmen.

Wenn wir zum Beispiel die Hände mit beiden Handflächen zueinanderführen und dabei leicht anheben, wie zum Gruß oder zum Gebet, so erfahren wir bereits die Wirkung von Berührung. Durch das möglichst bewußte Erspüren der gegenseitigen Berührung beider Handflächen kommt es zu einer Harmonisierung, auch zwischen den beiden entsprechenden Gehirnhälften, der eher vernunftgesteuerten und der eher intuitiv ausgerichteten. Diese Berührung beeinflußt auch unsere äußere *und* innere Haltung. Probieren Sie das jetzt gleich einmal aus! Falten Sie Ihre beiden Hände vor der Brust und beobachten Sie, ob und wie sich Ihre Haltung unwillkürlich verändert. Richten Sie sich etwas stärker auf?

Fühlen Sie sich mehr nach innen ausgerichtet, mehr meditativ? In Indien wird dieser Gruß mit zusammengelegten Händen oft nicht vor der Brust, sondern in Höhe des eigenen Gesichts ausgeführt, als eine Form der besonderen Respektbezeugung.

In den Alta Major-Sitzungen benutzen wir diesen Gruß als kurzen Augenblick des Innewerdens und der bewußten Zuwendung – am Anfang der Sitzung mit der gegenseitigen Bitte um Hilfe bei der Bewußtwerdung unserer Haltung, am Ende mit dem Dank für die gegenseitige Aufmerksamkeit.

Die Berührung erfolgt in der Alta Major-Methode immer »passiv«, also ohne etwas zu wollen, zu verändern, zu drücken, zu heben oder zu ziehen. Berührung ist für die Alta Major-Methode von solcher Wichtigkeit, daß wir die Eindrücke und Erfahrungen von Teilnehmern dazu etwas ausführlicher zitieren wollen. Wir verbinden damit den Dank an alle Alta Major-

Freunde, die bereit waren, ihre Empfindungen mit uns und Ihnen zu teilen:
Wir lassen uns umfächeln vom lauen Frühlingswind, spüren die Wärme der Sonnenstrahlen auf unserer Haut, lassen den Regen auf unser Gesicht tropfen und fühlen uns wohl, wenn der weiche Stoff eines Woll- oder Seidenkleides uns berührt.
Wie viele Dinge fassen wir im Laufe eines Tages an, wenn wir unsere Arbeit verrichten, ein Hobby ausüben oder Sport betreiben? Doch zu oft nehmen wir sie gar nicht richtig wahr, weil wir nicht aufmerksam genug sind.
Anders vielleicht, wenn wir liebevoll mit der Hand über das weiche Fell eines Hundes oder einer Katze streichen! Oder wir geben einem Freund die Hand und spüren einen angenehmen Gegendruck, der uns sein Wohlwollen bezeugt. Wir schließen gern einen lieben Menschen in unsere Arme oder lassen uns von ihm liebkosen.
Aber wir erfahren auch weniger angenehme Kontakte, wenn wir angerempelt oder getreten werden, wenn wir uns wehren müssen. Solche weniger angenehmen Berührungskontakte haben bei uns Erwachsenen dazu geführt, eine Schutzsphäre um uns herum zu errichten und unser »Revier« abzugrenzen.
Kleine Kinder suchen noch die Welt durch Ertasten und Berühren zu entdecken und zu be-greifen. Es macht ihnen Freude, kalte und warme, glatte und rauhe Gegenstände zu berühren, ihren eigenen Körper oder den von Geschwistern oder Eltern abzutasten, sich streicheln zu lassen oder sich an einen lieben Menschen anzukuscheln.
Beim heranwachsenden Menschen wird die Art der Erkenntnis durch Berührung durch unangenehme Erfahrungen bzw. durch Verbote häufig immer mehr eingeengt. Er übt Schutzmaßnahmen ein, um schmerzlichen Erfahrungen zu entgehen. Dadurch verliert er natürlich viel von seiner emotionalen Ausdruckskraft.
Beim Erwachsenen haben sich solche Schutzmauern oft derart verhärtet, daß sie in unserer Körperhaltung deutlich sichtbar zum Ausdruck kommen, aber nun leider nicht mehr schützen, sondern eher lähmen. In einem solchen Entwicklungsstadium erfahren wir, daß wir zwar unsere Privatsphäre absichern und unerwünschte Beziehungen von uns fernhalten können, aber angestrebte zwischenmenschliche Beziehungen ebenso fern bzw. unerreichbar bleiben.
Vermeintliche Schutzmaßnahmen, die sich im Laufe der Zeit zu einer Art von Panzer verhärtet haben, sind die häufigsten Ursachen von Fehlhaltungen unserer Wirbelsäule.

Und damit sind wir bei Alta Major. Alta Major macht sich das Geheimnis der bewußten Berührung, des aufmerksamen Ertastens und Erspürens zunutze – die Wirksamkeit der Alta Major-Methode beruht wesentlich auf der richtigen Berührung.

Wir unterscheiden zwei Phasen: Berühren und Berührt-Werden. Im Begreifen der Haltung des anderen erspüren wir, was ihn in diese Haltung gebracht hat, und erkennen zugleich uns selbst. Denn auch wir haben vermutlich Situationen erlebt, die uns zeitweise dazu veranlaßt haben, eine ähnliche Haltung einzunehmen. Der Impuls, der durch meine Berührung über die Nervenbahnen das Gehirn erreicht, berührt jenes Zentrum, in dem eine solche Situation gespeichert ist, und er-innert uns daran; dadurch entsteht Mitgefühl mit dem anderen Menschen. Wenn der Alta Major-Berater auf diese Weise durch Berührung und Ertastung des Rückens die Haltung des Alta Major-Partners bzw. -Klienten verstanden hat, kann er sie ihm an seinem eigenen Körper spiegeln und selbst be-greifen lassen.

Das Berührtwerden erfordert einen gleich hohen Grad an Aufmerksamkeit, um Nutzen aus der Alta Major-Sitzung zu ziehen. Der Alta Major-Partner kann seinen Rücken nicht sehen, aber durch die sanfte und langsame Berührung des Beraters seine Rückenhaltung erspüren. Durch gezielte Berührung kann ihm der Berater einzelne Partien bzw. Wirbel bewußt machen. Dort, wo sich »Knicke« in der Wirbelsäule festgesetzt haben, sind wir nicht mehr bewußt, müssen dort also wieder »geweckt« werden.

Die körperliche Wahrnehmung der bewußten äußeren Berührung und des Berührtwerdens ist eng verbunden mit der seelischen Empfindung des innerlichen Berührtwerdens. Schon das einfache konzentrierte Berühren des Rückens kann starke Emotionen auslösen. Dabei können schmerzliche, längst vergessene Erlebnisse aus unserem bisherigen Leben oder Erinnerungen aus frühester Kindheit auftauchen, eingefahrene Verhaltensmuster oder sogar Eindrücke aus früheren Leben.

So habe ich erlebt, daß eine Freundin in nicht endenwollendes Lachen ausbrach, das sich dann in Weinen umkehrte. Plötzlich erinnerte sie sich, als Baby im Kinderwagen allein gelassen worden zu sein. Anschließend »fauchte« sie wie ein wildes Tier, zeigte ihre Zähne, ihre Wut und ihren Trotz, obwohl sie zuvor gemeint hatte, sie könne ihre Aggressionen nicht anschauen und herauslassen. Die Berührung hatte bei ihr auch diesbezüglich einen Durchbruch bewirkt.

Ein anderes Mal lachte sie und wurde richtig albern – als Kind, sagte sie, durfte sie nie albern sein –, fiel aber in Abständen in tiefe Depressionen hinein, aus denen sie sich nur schwer wieder aufrichten konnte.

Bei einer weiteren Sitzung wechselten während der Berührungsübung Phasen der Niedergeschlagenheit und der Aufrichtung. Am Ende blieb sie in ihrer neu gefundenen Aufrichtung und erklärte mir, sie wisse nun, daß sie nie mehr in einem Anflug von Depression verharren müsse, sondern die Kraft habe und die »Methode« kenne, sich jederzeit aufzurichten.

Berührungsübungen mit anderen Partnern verliefen weniger »dramatisch«. Viele bestätigten das Auftauchen von Kindheitserinnerungen, die meisten empfanden die Berührung als angenehm und Geborgensein vermittelnd.

Es gibt auch Menschen, die Berührungsängste haben, die jede Berührung ablehnen und voller Angst sind, daß ihnen jemand zu nahe komme. Solche Ängste wurzeln meist in traumatischen Kindheitserlebnissen und drücken sich als verhärtete Schutzmaßnahmen auf unterschiedliche Weise aus – beispielsweise in der Haltung eines hochgetragenen Kopfes, der die Mitmenschen übersieht, Arroganz ausstrahlt; oder in einem stark nach unten geneigten Kopf, um nichts zu sehen, nicht selbst wahrgenommen zu werden und sich angstvoll zu isolieren. Hochgezogene oder nach vorn gezogene Schultern sind weitere deutliche Signale von – unnötigen und letztlich unwirksamen – Schutz- oder Distanzierungshaltungen.

Für Menschen mit Berührungsängsten gilt, sich noch mehr Zeit, Verständnis und Geduld in den Alta Major-Sitzungen zu nehmen.

Die Berührung – am besten von Behandelndem und Behandeltem immer mit geschlossenen Augen – dient Alta Major also zu zwei Zwecken:

- Der Berührende kann die Form des Berührten erfassen und »abnehmen«, also registrieren und speichern, um sie dem Berührten später an seinem eigenen Körper widerzuspiegeln, wenn dieser ihn dann berührt.
- Der Berührte empfängt durch die *passive* Berührung Bewußtseinsimpulse, in die berührten Körperpunkte oder -flächen hineinzuspüren und sie in ihrem Ist-Zustand wahrzunehmen. Darüber hinaus ergeben sich oft bereits während der passiven Berührung »automatisch« Reaktionen beim Berührten, seine Haltung von sich aus zu verändern, zu verbessern, aufzurichten.

2
Wendepunkt und Neugeburt

Die Begegnung mit Alta Major

Du verstehst natürlich, daß Ich derjenige bin, der die Arbeit der Vervollkommnung ausführt. Es ist nicht meine Absicht, anzudeuten, daß du dich selbst mit übermenschlicher Entschlossenheit verwandeln sollst. Dein Anteil besteht nur darin, zu zeigen, daß du bereit bist, mir deine Zukunft anzuvertrauen, bereit, meinen Willen geschehen zu lassen, bereit, deine Ziele mit meinem Ziel in Einklang zu bringen, indem du mein Wort verstehst und dein Herz zur Ruhe kommen läßt.

NELSON RUBY

Die erste Alta Major-Sitzung stellt für die meisten Menschen **den** entscheidenden Durchbruch zu einer völlig neuen Lebenshaltung dar. In dieser Sitzung erhalten wir – oft zum ersten Mal in unserem bisherigen Leben – die Chance, unsere vielschichtigen körperlichen, emotionalen und geistig-spirituellen Bewußtseinsebenen endlich »holographisch«, also ganzheitlich zu erfahren. Alle menschlichen Sinne werden in einer Weise angesprochen und aktiviert, die auch heute noch nicht »wissenschaftlich« exakt beschrieben werden kann. Wir sind es nicht gewohnt, subtile Bewußtseinsvorgänge auch sprachlich immer adäquat auszudrücken. Vielleicht, weil unser Sprachzentrum und unser Gefühlszentrum in den beiden Gehirnhälften nicht genügend synchronisiert sind. Insoweit können auch die folgenden Beschreibungen nicht vollständig darstellen oder gar ersetzen, was Sie während der ersten Alta Major-Sitzung alles erleben können.

Zu einem **Wendepunkt** wird die erste Begegnung mit Alta Major deshalb, weil wir völlig unverstellt und unmanipuliert begreifen dürfen:

- welche äußere Form wir tragen (die wir uns immerhin selbst geschaffen haben); wir erfassen also unseren Ist-Zustand, der alle bisherigen Eindrücke und Erfahrungen in unserer Körperhaltung und Körperform widerspiegelt, und

- welche inneren Bewußtseinshaltungen, Lebenseinstellungen und Verhaltensmuster dazu korrespondieren. Wir erfassen also geistige Zusammenhänge zwischen Körper und Bewußtsein und die Ursachen, welche zur derzeitigen Haltung geführt haben, sowie schließlich
- welche Entscheidungsfreiheit uns gegeben ist, wenn **wir** selbst – nicht ein Therapeut – uns zu wandeln bereit sind.

Zu einer **Neugeburt** wird die Alta Major-Erstsitzung deshalb, weil wir aus dieser Entscheidungsfreiheit unsere eigene Vision regelrecht wählen können, um sie nachzubilden und sie zu unserer Gestalt werden zu lassen. Diese innere Ausrichtung führt dann auch zur natürlichen inneren und äußeren Aufrichtung, genau so weit, wie wir es in unserer derzeitigen individuellen Lebens- und Körpersituation gerade geschehen lassen können. Wir erlauben uns damit die Neugeburt als jener Mensch, als der wir nach unserem eigenen inneren Vorbild gemeint sind – auch wenn die Vervollkommnung noch einige Zeit dauern mag.

Alta Major-Partner kann jeder sein, der seine Hände und seine Aufmerksamkeit einem anderen Menschen zur Berührung zur Verfügung stellt. Der Alta Major-Partner bzw. -Berater darf sich nie als aktiv verändernder, eingreifender, therapierender »Behandler« betrachten, der auch nur irgend etwas *für den »Behandelten«* besser weiß und kann als dieser selbst. Anders ausgedrückt: Der Alta Major-Partner ist bereit, einen Menschen auf seinem Weg ein Stück weit zu begleiten, solange und wohin dieser es wünscht. Der passive Alta Major-Begleiter korrigiert grundsätzlich nicht, sondern läßt seinem aktiven Partner die Chance und Freiheit, Beobachtungen und Erkenntnisse selbst in eine veränderte Lebenshaltung und Körperform umzusetzen.

Der **Alta Major-Übende**, also der »Behandelte«, sollte immer so offen wie möglich sein für Bewußtseinsimpulse; er sollte interessiert und neugierig sein, mit dem inneren Auge sehen lernen, mit den Händen, mit dem ganzen Körper. Er sollte sein Ziel nie aus den Augen verlieren: zum vollkommenen Menschen zu werden, nach seinen eigenen Möglichkeiten, Wünschen und Visionen. Gesundheit ist bekanntlich sowohl ein körperlicher Zustand wie eine geistige Grundhaltung, die aus einer inneren Quelle gespeist wird. Die Integration, die Ganzwerdung oder zumindest das bewußte Streben danach, sollte die Richtschnur sein und bleiben.

Beide zusammen, Alta Major-Übender und Alta Major-Partner, sollten sich darüber im klaren sein, daß sie sich auf eine sehr intensive, sehr persönliche Interaktion einlassen. Diese Interaktion wird um so fruchtbarer, je bewußter und gleichzeitig dankbarer beide darüber sind, daß sich ihnen ein anderer Mensch anvertraut und zur Verfügung stellt, um gegenseitig und zusammen zu lernen, zu wachsen, aufzublühen.

Eine sinnvolle und unverfälschte »Therapie« nach dem Alta Major-Prinzip kann nur von sorgfältig ausgebildeten Alta Major-Beratern durchgeführt werden, die vom Alta Major-Institut eine Berechtigung dazu erworben haben, ihre Alta Major-Kenntnisse ständig erweitern und überprüfen lassen und selbst an weiterführenden Alta Major-Trainings teilnehmen. Eine Begegnung und erste Sitzungen und Übungen nach diesem Buch können hingegen von Ihnen vollzogen werden, wenn Sie sich mit Liebe, Offenheit und Wachheit auf die Alta Major-Methode einlassen.

Die 9 Schritte der Alta Major-Erstsitzung

1. Schritt: Vorbereitung zur Sitzung

Der **Alta Major-Partner bzw. -Berater** kümmert sich um eine möglichst harmonische und (weitgehend) ungestörte Atmosphäre der Sitzung und hält alle notwendigen Hilfsmittel bereit.
Zu solchen günstigen äußeren Rahmenbedingungen gehören

- ein ruhiger, heller, freundlicher und klarer Raum, ohne ablenkende Möblierung, Bilder etc;
- zwei gleich hohe Hocker (notfalls quer zu stellende Stühle);
- ein recht großer Spiegel, möglichst Hochformat, damit sowohl der Sitzende als auch der hinter ihm Stehende darin gesehen werden;
- Sofortbildkamera mit Film;
- Haarklammern (um langes Haar hochzustecken, damit der Nacken gut sichtbar wird);
- Papier und Stifte;
- eine aufrecht sitzende Buddhafigur bzw. ein Foto der Figur;*
- eine aufrechte, langstielige Rose in Ihrer Lieblingsfarbe;
- beide sollten am besten helle, unifarbene T-Shirts tragen;
- man sitzt barfuß oder mit Socken, aber ohne Schuhe;
- evtl. Kerze und Duftlampe;
- evtl. sanfte, beruhigende Musik.

Ausgebildete Alta Major-Berater können zusätzlich ein Wirbelsäulenmodell und ein Fünfkilogewicht, welches dem Gewicht unseres Kopfes entspricht, einsetzen.

2. Schritt: Einführungsgespräch

Alta Major-Begleiter und -Übender besprechen gemeinsam (nicht länger als zehn bis fünfzehn Minuten, um sich nicht im Reden zu verlieren),

- **warum der Übende zur Erstsitzung gekommen ist,** um sich selbst der eigenen Motivation bewußt zu werden;
- **wie er seinen derzeitigen Gesamtzustand beschreiben würde,**

* Vgl. dazu auch: Divo Köppen-Weber: Du bist der neue Mensch! Goldmann Tb, Nr. 11883, S. 19

um sich möglicher Beschwerden und Probleme sowie über deren vermutliche Ursachen bewußt zu werden, um »Abstand« zu sich selbst zu gewinnen und sich selbst quasi eine Diagnose des Ist-Zustands zu stellen, während er über Familie, Partnerschaft, Beruf, Hobby, spirituelle Ziele usf. spricht. Es hilft, über sich wie über einen guten Freund zu sprechen und zu beobachten, ob und wo man den eigenen Körper im Gespräch berührt;

- **welche Erwartungen und welche Hoffnungen oder Wünsche der Übende hegt,** um schon zu diesem Zeitpunkt selbst auf latente Entwicklungschancen und Heilprozesse zu stoßen;
- **was er von seinem Körper weiß,** um den Übenden einzuladen, den eigenen Körper und sowohl seine Funktionsweise wie seine Spiegelfunktion für geistige und emotionale Vorgänge bewußter zu erforschen;
- **ob bestimmte akute oder chronische körperliche Krankheiten vorliegen bzw. Medikamenteneinnahme erfolgt,** um dem befähigten und zum Heilberuf zugelassenen Alta Major-Berater die Möglichkeit zu geben, besondere Umstände besonders zu berücksichtigen bzw. um dem Alta Major-Begleiter die Chance zu geben, zunächst den Rat eines Heilkundigen einholen zu lassen, welche speziellen Bedingungen bei einer Alta Major-Sitzung zu berücksichtigen sind. Dies ist besonders wichtig, wenn z. B. Bandscheibenschäden, schwere Herz- und Kreislaufbeschwerden, kürzlich erfolgte Operationen oder Tumore etc. vorliegen;
- **ob bestimmte emotionale, psychische Belastungen bestehen,** um dem Übenden die Gelegenheit bewußt zu machen, etwaige Blokkaden während der Sitzung mit zu erforschen und aufzulösen; dabei kann es sowohl um berufliche wie private oder auch spirituelle Sorgen gehen. Gerade beruflich bedingte Arbeitsplatzbedingungen oder Sorgen um berufliche Probleme drücken sich häufig in bestimmten Fehlhaltungen aus, die sich verfestigen und somit einen entspannten und souveränen Umgang mit den anstehenden Problemen noch mehr erschweren.

Der Sinn des Gesprächs besteht darin, daß der Übende möglichst viel Klarheit über sich und seine derzeitige Situation erhält. Es geht *nicht* etwa darum, daß der Begleiter viel und/oder

Privates von diesem Menschen erfährt.

Das Einführungsgespräch dient auch der Begegnung der beiden Menschen, die sich dabei natürlich nicht nur verbal und intellektuell verständigen, sondern auf vielfältige Weise subtile Schwingungen austauschen und somit eine non-verbale Kommunikation aufbauen.

Die Funktion des Alta Major-Partners ist die eines *Spiegels*, welcher es dem Übenden ermöglicht, sich selbst zu erkennen. Der Partner bzw. Berater hört als neutraler, verständnisvoller, aber nicht sentimentaler Mitmensch zu, *ohne* irgendwelche »guten Ratschläge« oder Veränderungsvorschläge zu machen, geschweige denn, Urteile zu fällen.

Am Ende des Einführungsgesprächs sollte der Übende in einer wachen, animiert-interessierten Stimmung sein und bereit, sehr achtsam in die Erforschung seiner eigenen Zusammenhänge zwischen Körper, Geist und Seele einzusteigen.

3. Schritt: Optisches Registrieren des Ist-Zustands

Der Partner bittet den Übenden, Halsketten sowie Pullover und Jacken über dem T-Shirt abzulegen. Wenn dies dem Behandelten recht ist, kann sie/er auch den ganzen Oberkörper freimachen. Frauen ziehen zum Beispiel am besten ein Trägerhemd an, um einerseits die Körperform gut erkennen zu können, andererseits aber nicht ihr Schamgefühl zu verletzen. Lange Haare können mit einer Haarklammer hochgesteckt werden.

Das Sofortbild, das der Partner nun machen wird, gehört dem Übenden und dient dazu, daß dieser sich selbst besser erforschen kann. Je weniger störendes Beiwerk bzw. Kleidung die Körperlinien verhüllt, desto besser.

Der Übende setzt sich so auf den Hokker, wie er sich *normalerweise* hinsetzen würde, und schaut nach vorne. Der Begleiter macht ein/zwei Fotos von der linken Seite, etwa in Augenhöhe, so, daß der Körper einschließlich Gesäß unten und Kopf oben auf dem Foto zu sehen ist.

Wenn sich die linke und die rechte Körperseite sehr unterscheiden, empfehlen sich Fotos von beiden Seiten. Fotos von vorn sind zwar ebenfalls

sehr nützlich, können allerdings den Übenden beim Beobachten seiner Rückenhaltung anfangs dadurch ablenken, daß er sein Augenmerk zu stark auf seinen Gesichtsausdruck lenkt.
Das Sofortbild wird nach der Entwicklung nur kurz angeschaut, es wird zunächst noch *nicht* besprochen. Es dient dazu, einen »Normalzustand« optisch festzuhalten, um diesen Zustand mit Entwicklungen, die sich in der Erstsitzung ereignen, später vergleichen zu können.

4. Schritt: Die Vision des aufrechten Menschen

Der Begleiter zeigt dem Übenden einen aufrechten Buddha bzw. das seitliche Foto der Buddhastatue und läßt den Übenden frei assoziieren, welche Empfindungen Statue bzw. Foto in ihm auslösen:

- Was empfinde ich, wenn ich den aufrechten Buddha sehe?
- Welche Eigenschaften drücken sich in dessen Haltung aus?
- Erinnert dieses Bild an eigene Wünsche oder Visionen, die ich vielleicht bisweilen hege?
- Ermuntert mich dieses Vor-Bild zu Veränderungen in meiner eigenen Lebenshaltung und -einstellung?
- Kenne ich Menschen, die diese oder eine ähnliche Haltung einnehmen? Was bedeuten sie mir?
- Habe ich selber eine solche Haltung zu irgendeiner Lebenszeit einmal eingenommen? Wenn ja, was hat dazu geführt, daß ich sie aufgegeben habe? (Später mögen Sie Fotos aus der Kinder- und Jugendzeit zum Vergleich heranziehen, um sich Stationen der eigenen Lebensgeschichte in Erinnerung zu rufen, die natürlich mit zu unserer jetzigen Körperform und Körperhaltung beigetragen haben.)
- Wie möchte ich selber jetzt sein?

Das Vorbild eines aufrechten Buddha hat nichts mit irgendeiner bestimmten Religionsform oder gar mit missionarischem Eifer für einen buddhistischen Lebensweg zu tun. Vielmehr dient es als begreifbares Beispiel dafür, daß es tatsächlich Menschen gab und gibt, die sich ihrer eigenen aufrechten Lebenshaltung bewußt und diese auch äußerlich auszudrücken und zu leben imstande sind.
Die Überlieferung berichtet, daß sich Buddhas Erleuchtung ereignete, als er in der Haltung seiner Wirbelsäule eins

mit dem Stamm des berühmten Bodhi-Baums wurde, vor den er sich zur Meditation gesetzt hatte. Seine Wirbelsäule wurde damit symbolisch zum aufrechten Kanal für die in der Erde verwurzelten Kräfte und die gleichzeitige Öffnung für Inspiration und Intuition durch die Kräfte des Himmels.

Wie würden wir uns fühlen, wenn wir – nur einmal versuchshalber und aus Freude am Gedankenspiel – uns vorstellen, wir selbst seien schon jetzt »erleuchtet« und vollkommen?

Übender und Begleiter beobachten sich gegenseitig, welche Haltung sie während dieser Vorstellung einnehmen und welche Schwingung oder Energie sie dabei ausstrahlen.

So kann eine Vision zum sichtbaren und damit erreichbaren Ziel werden.

5. Schritt: Die Wirbelsäule als Trägerin des Bewußtseins

Nach der Vorstellung der Vision werden nun unsere Wirbelsäule und ihre Bedeutung für eine körperlich *und* geistig aufrechte Lebenshaltung erklärt.

Die Wirbelsäule ist eine sich nach oben hin verjüngende hohle Säule, die aus verschiedenen beweglichen Abschnitten besteht, den Wirbelkörpern, die durch sogenannte Bandscheiben und Gallertpolster abgefedert werden. Sie dient als Trägerin für unseren (circa fünf Kilogramm schweren) Kopf und als Stützorgan für die vollkommene Aufrichtung unseres Körpers (im Unterschied zu anderen Lebewesen auf diesem Planeten). Darüber hinaus gibt sie unserem Körper Bewegungsmöglichkeiten in verschiedene Richtungen. Schließlich wirkt sie als Schutzhülle für den zentralen Nervenstrang, für jene Gehirnfortsetzung also, die sich als Bewußtseinsstrang direkt vom Gehirn über das Alta Major-Zentrum in das Rückenmark und die von dort ausgehenden Nervenfasern verlängert.* Fast alle wichtigen Nervenleitungen führen bekanntlich vom Kopfbereich über die Wirbelsäule zu den entsprechenden Körperregionen und zurück.

Unsere Wirbelsäule wird durch gelenkähnliche Verbindungen zwischen den beiden großen Becken- bzw. Hüftknochen gehalten, als ob sie dort »aufgehängt« wäre. Bei aufrechtem Sitzen (am besten ganz vorn auf der Stuhlkante, ohne Auflagestütze durch die Oberschenkel) geht die Aufrichtekraft der Wirbelsäule über die »Sitzhöcker«.

* Siehe dazu auch: Divo Köppen-Weber: Du bist der neue Mensch! S. 36ff.

Der Alta Major-Partner geht anhand des Wirbelsäulenmodells die Sitzhöker und die Abschnitte der Wirbelsäule durch. Der Übende erspürt und ertastet sie an sich selbst.

- 2 Sitzhöcker;
- Steißbein und das Kreuzbein, das eine unbewegliche Platte aus miteinander verwachsenen Wirbeln darstellt. Am Übergang vom Kreuzbein zu den folgenden Lendenwirbeln kommt es leicht zu Verschiebungen und damit verbundenen Schmerzen, weil die Wirbelsäule von hier ab aufwärts »plötzlich« beweglich ist.
- 5 Lendenwirbel – wir erspüren natürlich nur die unter der Haut befindlichen Dornfortsätze. Die Lendenwirbel sind verhältnismäßig massiv, weil sie das größte Körpergewicht tragen müssen.
- 12 Brustwirbel – wieder erspüren wir die Dornfortsätze. Die Brustwirbel beginnen ungefähr in Taillenhöhe. Sie sind kleiner und im oberen Bereich nicht mehr so beweglich (weil dort die Rippenbogen ansetzen und die Flexibilität einschränken).
- 7 Halswirbel – erneut erspüren wir deren Dornfortsätze. Sie sind die feinsten und gleichzeitig weitaus am beweglichsten. In den seitlichen Querfortsätzen der Halswirbelsäule verlaufen zwei wichtige Blutgefäße (*Arteria vertebralis*, versorgt das Kleinhirn). Ein »Knick« der Wirbelsäule hier wird notwendigerweise auch die Funktionsfähigkeit dieser Blutgefäße in Mitleidenschaft ziehen.
  Der Übergang von den Brustwirbeln zu den Halswirbeln erfolgt am sogenannten »Prominens«, dem untersten Halswirbel, dessen Dornfortsatz deutlich spürbar und sichtbar hervorsteht. Der zweitoberste Halswirbel, der sogenannte »Axis«, bewirkt die extreme Drehfähigkeit des Kopfes; der oberste Wirbel, der sogenannte »Atlas«, trägt auf seinen beiden sehr kleinen Auflageflächen das kiloschwere Gewicht unseres Kopfes.

Die Weltkugel unseres Bewußt-Seins wird vom Atlas unserer Wirbelsäule emporgehalten. Unsere im Beckenbereich verankerte Wirbelsäule wiederum wird durch unser in der Erde verwurzeltes Himmelsstreben aufgerichtet.
Übrigens: Die meisten Darstellungen einer S-förmigen Wirbelsäule täuschen uns leicht darüber, daß die Wirbelsäule »innen«, mit ihrem »Bewußtseinskanal«, in dem der zentrale Nervenstrang verläuft, im Normal- und Idealfall *im*

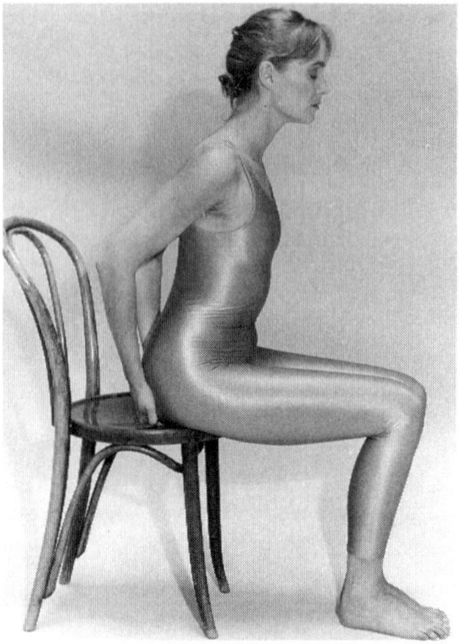

Die eigene Körperform mit den Händen erspüren – im Sitzen, mit geschlossenen Augen

Abb. 1: Erspüren der Sitzhöcker – »wakkeln« Sie auf Ihren Händen zwischen Stuhloberfläche und Sitzfleisch etwas hin und her, um die Sitzhöcker wirklich zu »begreifen«.

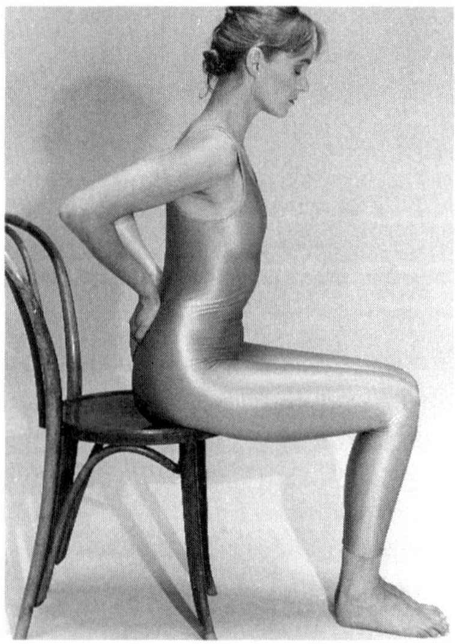

Abb. 2: Erspüren des Kreuzbeins und der Lendenwirbel – Erspüren des Übergangs vom unbeweglichen Kreuzbein zu den mehr oder weniger beweglichen Lendenwirbeln.

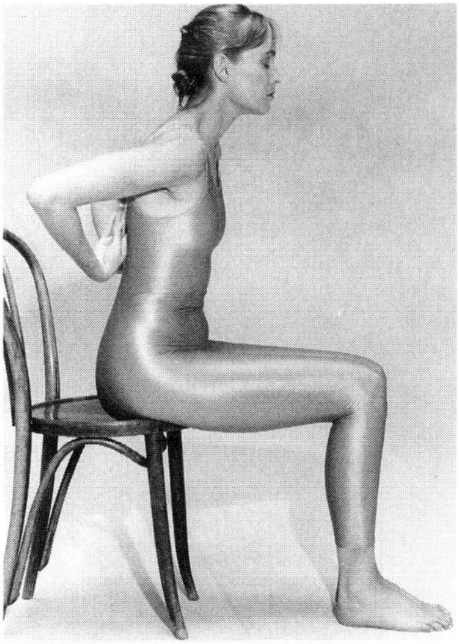

Abb. 4: ... soweit es die Beweglichkeit von Armen und Händen *ohne* Schmerzen zuläßt.

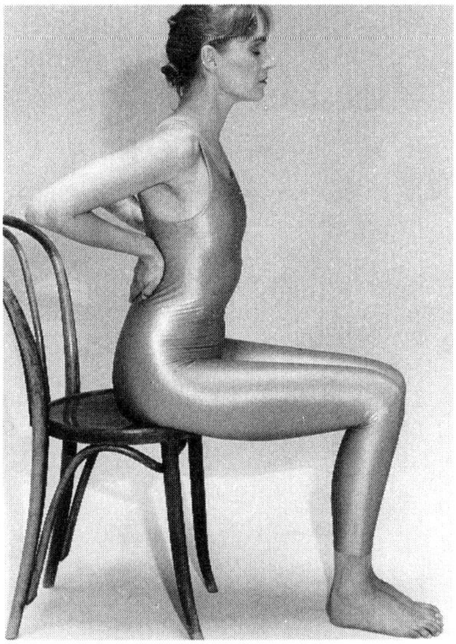

Abb. 3: Erspüren der Brustwirbel bzw. deren unter der Haut spürbarer »Dornfortsätze« ...

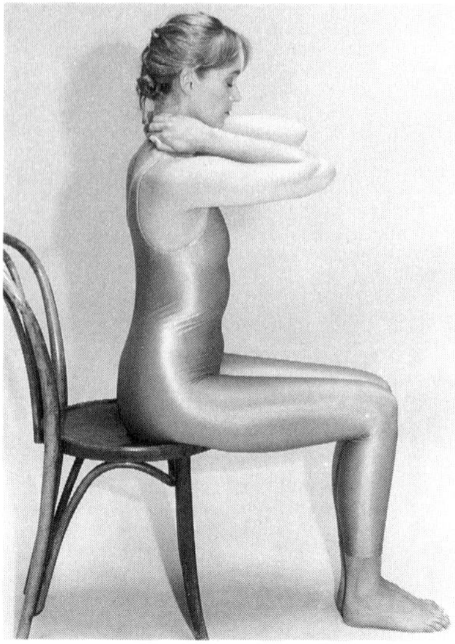

Abb. 5: Erspüren des Verlaufs der Halswirbelsäule am Nackenansatz vom herausragenden »Prominenswirbel« ...

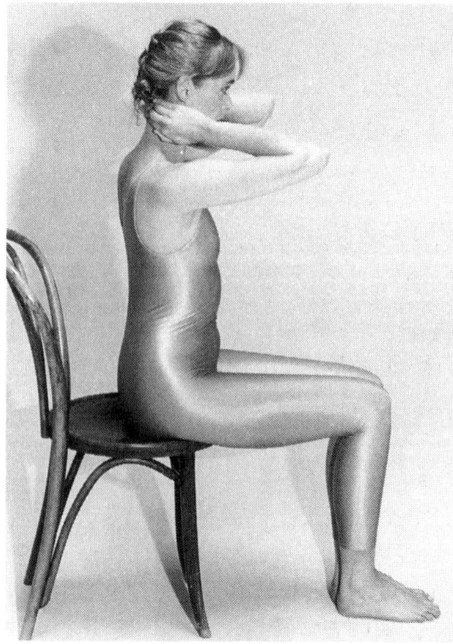

Abb. 6: ... bis zur Schädelschale, wo die Wirbelsäule »verschwindet«.

Sitzen immer aufrecht ist. Lediglich die unterschiedlich langen Dornfortsätze führen zu einer leichten S-Kurve im Nacken und einer sehr geringen S-Kurve im Übergang zwischen Brustwirbelbereich und Lendenwirbeln. Im *Gehen* wirkt die Wirbelsäule wie eine flexible Feder, welche natürliche Bewegungen ausbalanciert.

Der Begleiter zeigt dem Übenden, wie das Gehirn im Schädel quasi wie in einer Schale gehalten wird, sich nach unten hin verjüngt und durch den Wirbelkanal geführt wird. Der Übende nimmt dieselbe Haltung ein.

Schädelknochen und Wirbelsäule, dargestellt durch Hände und Unterarme, sind die knöcherne Substanz, welche Gehirn und Rückenmark schützt. Die Größe der Wirbelkörper nimmt von unten nach oben hin ab, weil die statische Belastung geringer wird. Der Rückenmarkskanal ist dagegen oben sehr groß und wird nach unten hin kleiner, weil immer mehr Nerven bereits ausgetreten sind.

Die Rose ist ein Symbol für den aufrechten Menschen und seine Entfaltungsmöglichkeiten. Der Alta Major-Partner und der Übende betrachten die aufrechte Rose und vergleichen Analogien zwischen Blume und Mensch. Stichworte dazu sind u. a. »Rückgrat haben«, »aufrecht sein – aufrichtig sein« – Entsprechungen zwischen körperlicher Aufrichtung, psychischer Aufrichtigkeit und spiritueller Ausrichtung, sich nach oben zu öffnen.

Vergleichen Sie einmal den Übergang Blüte–Stengel mit dem von Kopf–Wirbelsäule: Was passiert, wenn der Stengel dicht unter der Blüte angeknickt oder sogar abgeknickt wird?

Wenn eine Rose welkt, knickt sie bekanntlich kurz unter der Blüte ein – nur selten verblüht eine Rose mit aufrechtem Stiel. Heilige verlassen den Körper, wenn sie »sterben«, bewußt, so wird berichtet, im aufrechten Sitz, nicht im Liegen.

Dieser 5. Schritt dient Ihnen dazu, sich mit einigen Grundvoraussetzungen und Zusammenhängen vertraut zu machen. Das intellektuelle Wissen in Verbindung mit dem sinnhaften Ertasten der Wirbelsäule vermittelt dem Übenden ein inneres Form-Bild seines eigenen Körpers und der wichtigen Trägerin seines Bewußtseins.

6. Schritt: Vergleich zwischen dem Buddha-Vorbild und unserem Foto

Vor dem Übenden wird links der Buddha bzw. dessen Abbildung hingestellt, und gleichzeitig wird vom Begleiter daneben das abgedeckte Foto des Übenden im Sitzen vom Beginn der Sitzung gehalten.

- Das Foto wird dabei vom Begleiter mit der Rückseite des zweiten Fotos oder einem Papier in Brusthöhe abgedeckt, so daß Nacken und Kopf nicht zu sehen sind.
- Der Übende wird aufgefordert, Nacken und Kopf den Umrissen nach dort zu skizzieren, wo er sie in der Idealhaltung eines Buddhas vermuten würde (Hals nicht vergessen – 7 Halswirbel!).
- Nun hält der Begleiter an den Übergang zwischen Abdeckung und Anfangsfoto des Übenden horizontal seinen Stift und fordert den Übenden auf, die Abdeckung fortzuziehen.*
- Übender und Begleiter sehen, ob und gegebenenfalls wie weit sich Hals und Kopf des Übenden aus dem aufrechten Lot entfernt haben.

Dieser Schritt gilt der optisch nachvollziehbaren Orientierung, wie die eigene Haltung zur Zeit aussieht und wie man sie im Idealfall selbst gern sehen würde oder wohin wir uns entwickeln können. Verzagen Sie bitte nicht gleich, wenn Ideal und derzeitige Wirklichkeit noch sehr voneinander abweichen. Wesentlich ist vor allem die innere Haltung, die Sie mehr und mehr einnehmen bzw. sich zu eigen machen können.

7. Schritt: Wirbelsäule nachformen oder nachzeichnen

Der ausgebildete Alta Major-Berater wird nun das Wirbelsäulenmodell zur Verfügung stellen, damit der Übende daran seine auf dem Foto festgehaltene Wirbelsäulenhaltung nachformen kann.
Danach wird ein Fünf-Kilogramm-Gewicht auf die Kopfschale des Modells gestellt, und der Berater erklärt, wo im Halswirbelbereich und evtl. später im »Hohlkreuz« ein Knick entsteht. Durch diesen Knick versucht der Kör-

* Vgl. dazu: Divo Köppen-Weber: Du bist der neue Mensch! S. 23 ff.

per das oft weit vor eine natürliche Aufrechthaltung der Wirbelsäule verschobene Gewicht des Kopfes zu kompensieren.

Es ist offensichtlich, daß nun erst recht Verspannungen, Beschwerden und Schmerzen bis hin zu Verschleißerscheinungen sowie Nervenklemmungen auftreten können.

Wichtig: Der Übende soll das Wirbelsäulenmodell am Schluß wieder eigenhändig in die natürliche Aufrichtung formen, damit kein Negativimpuls in seinem Bewußtsein gespeichert wird, sondern ein positives Vor-Bild haften bleibt.

Ist kein Wirbelsäulenmodell greifbar, so können Sie sich auch mit dem Nachzeichnen der Wirbelsäulenhaltung behelfen. Es kommt dabei nicht auf Ihre Zeichenkunst an, sondern darauf, die *Linie* der Wirbelsäule in ihrem Verlauf in etwa richtig zu skizzieren – vom Kreuzbein an bis hin zum obersten Halswirbel unter dem Schädelansatz, so wie sie auf unserem Foto erscheint.

Wichtig: Auch hier am Schluß neben die Skizze des Ist-Zustands die Linienführung eines Idealzustands einzeichnen. Am obersten Ende unserer Halswirbelsäule »hängt« oder »drückt« also ein fünf Kilogramm schweres Gewicht nach unten: unser Kopf.

- Welche Belastungen sind bei unserer *derzeitigen* Wirbelsäulenhaltung durch das Gewicht des Kopfes zu erwarten?
- Zu welchen Folgen für die zukünftige Haltung unserer Wirbelsäule wird das voraussichtlich führen?

Natürlich lassen wir unseren Kopf meistens nicht einfach wie ein totes Gewicht nach unten hängen und schauen nur auf den Boden, sondern wir suchen den Blick nach vorn.

Das führt dazu, daß wir die Halswirbelsäule abknicken!

Ein bekannter Architekt hat das einmal damit verglichen, als ob das Drehcafé oben auf dem Münchner Olympiaturm nicht exakt und verankert in der Mitte des Turmes säße, sondern um einige Meter seitlich verschoben überhinge, so daß der ganze Turm nun durch zusätzliche Stahlseile (= verhärtete Muskelstränge etc., im Halsbereich z. B.) aufrecht gehalten werden müßte.

Achtung: Verurteilen wir uns und andere nicht angesichts einer möglichen »Fehlhaltung«. Erforschen wir lieber intuitiv und assoziativ mögliche Ursachen. Grübeln wir weniger über das Problem nach, sondern stellen wir uns lieber auf die Lebensaufgabe, die

Herausforderung unseres selbstgeschmiedeten Schicksals ein.
Dazu empfiehlt es sich, das Foto noch einmal anzusehen, die Augen einige Momente lang zu schließen und einfühlsam und mitfühlend in sich selbst hineinzufragen:

- Welche Lebenshaltung habe ich mir angeeignet?
- Inwieweit sichert mir diese Haltung subjektiv mein Überleben?
- Was gibt mir diese Haltung an Schutz und Hilfe, um meine Lebensaufgaben zu bewältigen?

Erinnern wir uns daran, daß unser Sofortbild eine Momentaufnahme darstellt, die zu einer anderen Zeit anders aussehen kann. Wir sollten dieses erste Sofortbild anfertigen, *bevor* wir die Methodik und die geistigen Hintergründe des Alta Major-Prinzips näher kennenlernen.
Durch den Vergleich zwischen Buddha-Vorbild und Sofortbild und Zeichnung bzw. Formung des Wirbelsäulenmodells werden wir uns unseren derzeitigen Ist-Zustand sehr deutlich vor Augen führen, der sich möglicherweise schon jetzt, während wir uns das Sofortbild im Vergleich mit der Buddha-Haltung ansehen, verändert! Wir wollen optische Ein-Sichten erlangen. Darauf aufbauend gehen wir im 8. Schritt zum Be-Greifen und Er-Fühlen über, mit unserer »Formintelligenz«, ohne Blickkontakt.

8. Schritt: Das Wunder der Berührung – Spiegelung und Beispiel in der Praxis

Wir kommen nun zum wichtigsten Abschnitt der ersten Begegnung mit Alta Major: zur gegenseitigen Berührung. Dazu einige Vorbemerkungen.
Wenn wir uns bzw. einen anderen Menschen mit geschlossenen Augen berühren, wird die sogenannte »Formintelligenz« in uns angesprochen, also unsere Fähigkeit, eine Form oder Gestalt ganzheitlich zu erfassen. Die Form ersteht sozusagen vor unserem inneren Auge, aber *auch* in unserem inneren Gefühl, quasi in dreidimensionaler Gestalt. Wir werden durch nichts Äußeres vom Ertasten, Erfühlen, Nachvollziehen und Erleben der Form abgelenkt.

- Alta Major hat es zu einer guten Regel gemacht, bei den Sitzungen und Übungen immer ein Hemd (am besten ohne Kragen, zum Beispiel ein »T-Shirt«) zu tragen, damit sich das Erleben durch die

Berührung ganz auf die Form der jeweiligen Körperpartie konzentrieren kann und nicht auf das Hautempfinden.

- Bevor in einer Alta Major-Sitzung oder -Übung ein Mensch den anderen berührt, *bittet er ausdrücklich um Erlaubnis*. Der Partner hat dann die Chance, dem ausdrücklich zuzustimmen.
- Es hat sich bewährt, daß wir am Beginn der Sitzung den bewußten Kontakt zu uns selbst und zum Partner aufnehmen und daß wir uns am Ende der Sitzung beide dafür bedanken, was wir miteinander haben lernen dürfen.
- Die Kontaktaufnahme erfolgt nicht nur über die Augen, sondern auch über die Hände. Wenn wir unsere Hände falten und dabei bewußt die Berührung der beiden Handinnenflächen spüren, kommen unsere beiden Gehirnhälften in einen direkten Austausch, der uns mit unserer Ganzheit verbindet. Außerdem vermitteln vor der Brust erhobene gefaltete Hände einem Partner den Respekt vor seinem individuellen Sein.

Daraus ergibt sich, daß wir vor jedem größeren Abschnitt einer Alta Major-Übung, bei der es um die gegenseitige Berührung geht,

- diesen Kontakt zu unseren eigenen Händen aufnehmen,
- die Persönlichkeit des Partners bewußt wahrnehmen und
- das Einverständnis beim Partner, diese Übung gemeinsam durchzuführen, einholen sowie uns über die Stärke der Berührung verständigen.

Das gilt sowohl für den Partner bzw. Berater wie für den Übenden.

- Damit der Übende seine eigene Form bewußt wahrnehmen kann, bedarf er eines Vergleichs. Deshalb wird im 8. Schritt der Partner oder Berater zunächst einmal die Form der Körperhaltung des Übenden »abnehmen«, insbesondere die Haltung der Wirbelsäule, so wie sie sich jetzt im Ist-Zustand befindet. Er fühlt sich also in die Haltung des Übenden ein, um sie später an sich selbst nachzuvollziehen.
- Durch die Berührung des Partners, der seinen Körper ertastet, werden beim Übenden bereits entscheidende Bewußtseinsprozesse angestoßen. Er selbst »begreift« oft schon zu diesem Zeitpunkt mehr über sich und seine Haltung.
- Danach »spiegelt« der Partner bzw. Berater an seinem Körper aus ei-

ner Idealhaltung den Ist-Zustand des Übenden, während dieser nun seine eigene Haltung durch das Ertasten mit Händen vom Körper des Beraters »abnimmt«.

- Am Schluß läßt der Begleiter den Übenden spüren, welche anderen, neuen Bewegungsmöglichkeiten es für ihn gäbe. Dazu verändert der Begleiter seine Körperhaltung aus der »Spiegelung« des Ist-Zustands des Übenden wieder in eine optimalere oder sogar ideale Haltung, während der Übende dieses »Veränderungsangebot« bei geschlossenen Augen über seine ertastenden Hände erfaßt und aufnimmt.

Es folgt der Ablauf einer typischen Berührungsfolge. Erinnern wir uns daran, als Berater oder Begleiter die Hände **ohne jeden Druck aufzulegen, nicht zu ziehen, zu drücken oder zu schieben!** Alta Major will nicht andere Menschen verändern, sondern ihnen lediglich die Chance bieten, sich zunächst selbst zu erkennen und womöglich selbst zu wandeln, wenn sie dies wünschen! Und als Übender sollten wir uns bei diesem Abschnitt immer offen halten für die Beobachtung der Eindrücke und Empfindungen über unsere Formintelligenz, die unsere Gestalt und Haltung erfaßt.
Der Berater bzw. Partner »nimmt« die Körperhaltung des Übenden abschnittsweise »ab«, um sie dem Übenden widerzuspiegeln. Wenn später davon gesprochen wird, daß man die Hände irgendwo am Körper des Partners auf- oder anlegt, so können dies entweder die Handflächen *oder nur* die Finger bzw. Fingerspitzen sein! Sie können dies individuell handhaben oder sich an den Fotofolgen orientieren.

Brust- und Nackenbereich
Ist-Zustand abnehmen und spiegeln
Dabei geht es um das Erfassen der Wirbelsäulenhaltung im Brust- und Nackenbereich und deren natürliche Aufrichtung.

- Der Übende sitzt normal auf dem Hocker, so wie er sich wohlfühlt bzw. wie er im Alltag sitzt.
- Der Partner fühlt sich zunächst an drei Stellen in die Haltung des Übenden ein, im Stehen:
  a) Der Partner stellt sich hinter den Übenden und legt ohne jeden Druck seine Hände auf dessen Schultern;
  b) der Partner legt seine linke Hand auf die Mitte des Brustbeins des Übenden, die rechte Hand zwischen die Schulterblätter, wobei er mit der Hand über den Nacken bis zum Schädelansatz aufwärts ta-

Das Wunder der Berührung – Die erste Begegnung mit der Alta Major-Methode – Erfassen der Körperform eines Partners

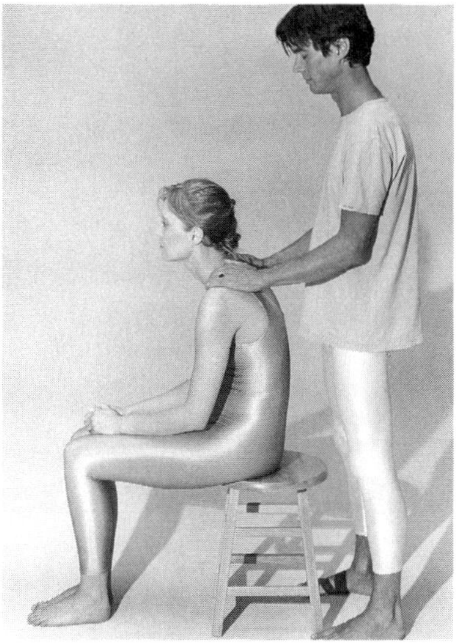

Abb. 7: Der stehende Alta Major-Begleiter legt seine Hände ohne Druck auf die Schultern des sitzenden Partners und nimmt mit geschlossenen Augen dessen Form und Haltung sinnhaft und geistig wahr.

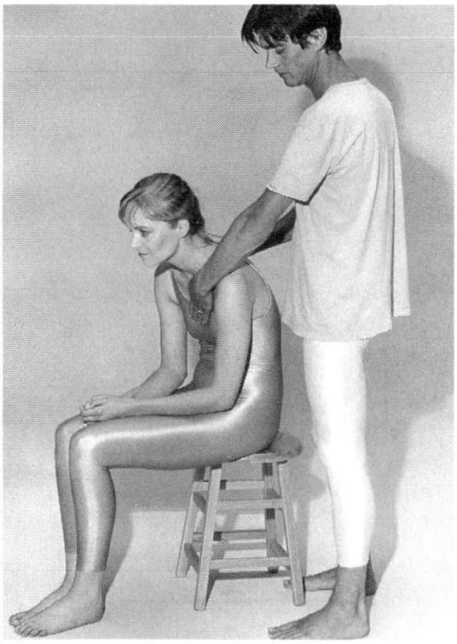

Abb. 8: Danach legt er seine linke Hand auf die Brustbeinmitte und die rechte zwischen die Schulterblätter.

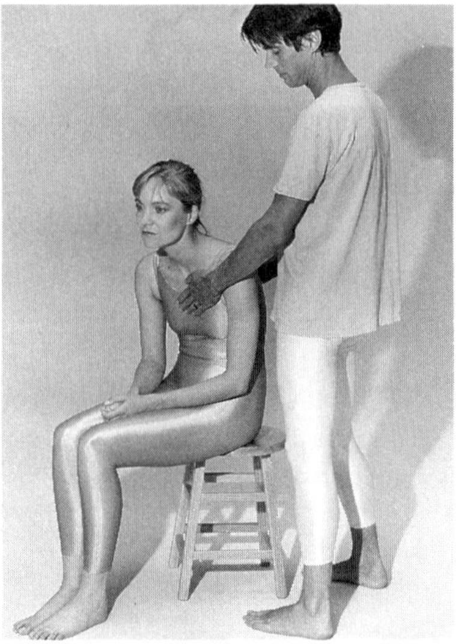

Abb. 9: Die linke Hand bleibt auf der Brustbeinmitte, während die rechte Hand den Verlauf der Wirbelsäule bis zum Nacken hinauf erspürt – die Hand dabei *nicht* nach oben *schieben,* sondern immer wieder wegnehmen und etwas höher neu auflegen.

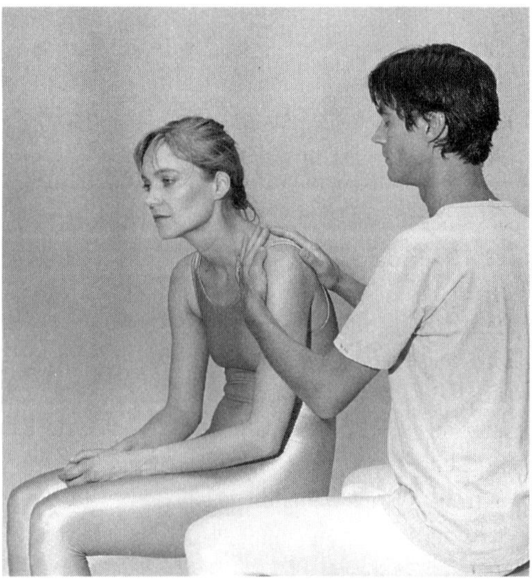

Abb. 10: Nun kann sich der Alta Major-Partner hinsetzen, wenn das bequemer ist, um mit beiden Händen die Schultern zu umschließen und so die linke Schulterform zu erfassen (nur wenn sich beide Schultern sehr unterscheiden, auch rechts).

stet, um die Linie des Rückens und des Halses aufzunehmen;
c) danach legt er beide Hände um die linke Schulter des Übenden (wenn sich die beiden Schultern sehr unterscheiden, auch um die rechte).

- Dann setzt sich der Partner bzw. Berater vor den Übenden auf einen Hocker, der Übende bleibt auf seinem Hocker sitzen. Mit *geschlossenen* Augen erfühlt nun der Übende die Körperhaltung des Partners, der so exakt wie ihm möglich die »Normalhaltung« bzw. den Ist-Zustand des Übenden von vorhin diesem »spiegelt«:
a) Zunächst sitzt der Partner in einer aufrechten Alta Major-Haltung, damit der Übende mit einer Positivinformation oder -vision beginnen kann, nicht mit einer Fehlhaltung, und so besser begreifen kann, aus welcher Idealhaltung er sich an bestimmten Punkten entfernt hat;
b) der Partner nimmt dann die Hände des Übenden und legt sie sich auf Brustbeinmitte und zwischen die Schulterblätter, wobei er seine eigene Hand auf der linken des Übenden hält;
c) nun bringt der Partner seine Haltung in die Spiegelung des vorangegangenen Ist-Zustands des Übenden; dieser erfaßt dabei durch den Vergleich die Veränderung bzw. evtl. Verschiebung seiner eigenen Haltung des Ist-Zustands gegenüber einer Idealhaltung;
d) als nächstes spiegelt der Partner dem Übenden dessen Schulterhaltung und legt dazu dessen Hände um seine linke Schulter; aus der Idealhaltung verändert er seine Schulterhaltung zum Ist-Zustand des Übenden;
e) zum Schluß läßt der Partner den Übenden die Idealhaltung seines Nackens erspüren, um als Vergleich dann die Haltung des Ist-Zustands des Übenden von zuvor einzunehmen.

Diese Übung wird abgeschlossen, indem der Berater das Vor-Bild einer Idealhaltung einnimmt, welches der Übende schrittweise ertasten kann, entsprechend den zuvor besprochenen Abschnitten.

Brust- und Nackenbereich – Nachvollzug und Idealhaltung

Um dem Übenden die Gelegenheit zum aktiven Nachvollzug einer idealen Haltung und seines Ist-Zustands im Brust- und Nackenbereich zu geben, werden die Rollen nun einfach vertauscht.
Die oben unter a) bis e) beschriebenen

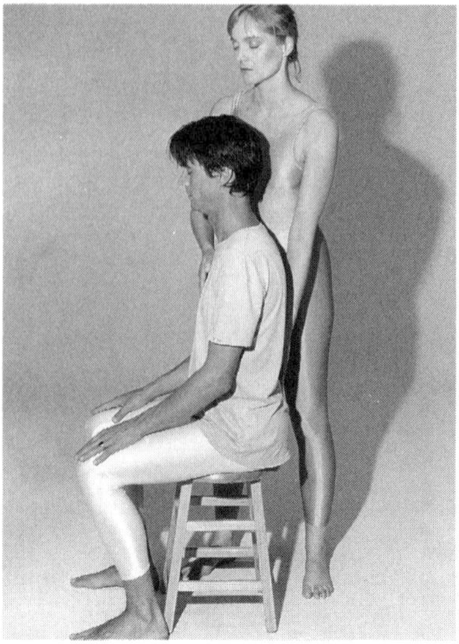

Spiegelung von Haltungen für den Übenden – allgemein

Abb. 11 (links): Der Alta Major-Partner spiegelt dem Übenden zunächst immer eine ihm jetzt gerade mögliche, optimale Haltung, damit die Übung mit einem *positiven* Impuls beginnt, nicht mit einem »Negativbeispiel« …

Abb. 12 (unten): … so wird der Übende – wieder mit geschlossenen Augen – die Haltungsveränderung des Alta Major-Partners am sinnfälligsten begreifen können.

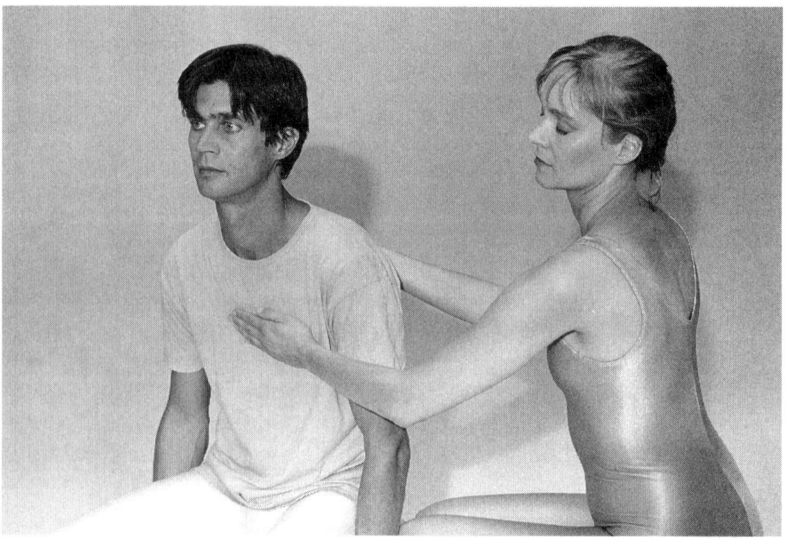

(Für diese Bildfolge gilt, daß die Spiegelung immer so erfolgen sollte, daß der Alta Major-Partner seine eigene Hand mit sanftem Druck *auf* die Hand des Übenden legt, dem er eine bestimmte Haltung spiegelt, wie zum Beispiel bei Abb. 15a. Wir haben bei den Beispielfotos öfters darauf verzichtet, um die Haltung selbst möglichst gut sichtbar zu machen und nicht durch zu viele Bildinhalte davon abzulenken.)

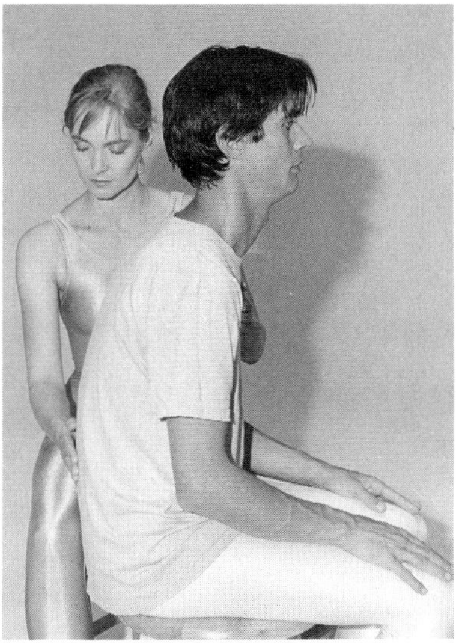

Abb. 13: Eine eher unbewußte »Fehlhaltung« im Brustbereich wird kontrastiert mit...

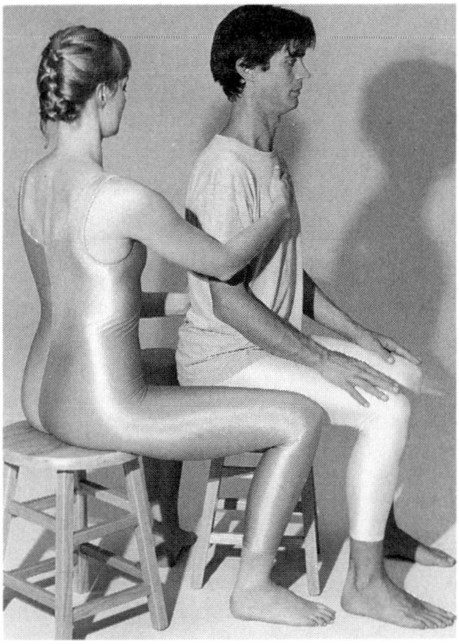

Abb. 14: ...einer aufrechteren inneren und äußeren Haltung.

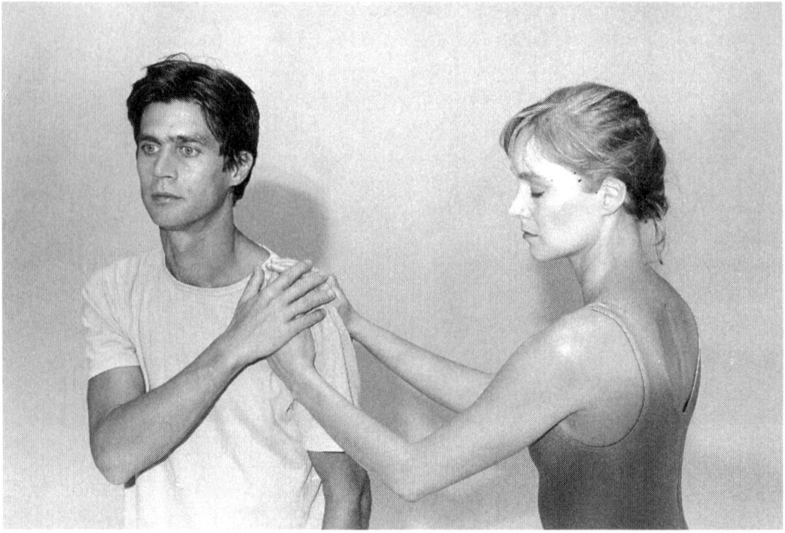

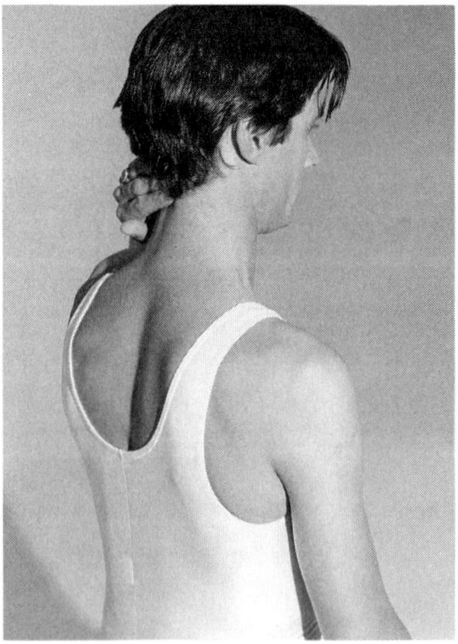

Abb. 15a: Erspüren der Schulterhaltung.

Abb. 15b: Beispiel einer aufrechten Haltung der Nackenwirbelsäule, siehe auch Abb. 16 und folgende zum Vergleich.

Übungsschritte werden noch einmal wiederholt – allerdings nimmt nun der Übende die jeweiligen Haltungen ein, während der Partner sie – sanft und ohne Druck! – ertastet.

Halswirbelsäule und Kopfbereich – erfassen und spiegeln

Hier kommt es darauf an, einen etwaigen Knick im Hals und die Kopfhaltung wahrzunehmen sowie eine mögliche Verschiebung des Kopfes »vor« die Wirbelsäule und deren natürlichen Ausgleich.

- Der Übende sitzt wieder mit geschlossenen Augen auf seinem Hocker.
- Der Partner steht seitlich von ihm und erspürt die Haltung des Übenden an drei Stellen:

  a) Der Partner legt seine linke Hand wieder auf die Mitte des Brustbeins und seine rechte in die Wölbung des Nackens, wobei er eine mögliche Verschiebung der Halswirbelsäule, den sogenannten »Knick«, an dessen tiefster Stelle ertastet;
  b) dann läßt der Berater seine rechte Hand am »Knick« und legt den Mittelfinger der linken Hand *ohne jeden Druck* an die Kinnspitze;
  c) die rechte Hand wird nun in Höhe des Alta Major-Punkts gelegt, genau am Übergang von der Halswirbelsäule zum Schädelansatz, während die linke locker und flach auf der Stirn liegt.
- Zur Spiegelung des nun abgenommenen Ist-Zustands setzt sich der Alta Major-Partner bzw. -Berater wieder auf seinen Hocker und läßt den Übenden mit geschlossenen Augen einen Idealzustand ertasten und begreifen, dann die Spiegelung des Ist-Zustands und am Schluß wieder eine Idealhaltung:
  a) der Berater legt die rechte Hand des Übenden an seine Halswirbelsäule und dessen linke Hand auf seine Brustbeinmitte, während er seine Hände auf den Händen des Übenden liegen läßt; der Berater befindet sich in seiner Idealhaltung; sodann verändert der Berater seine Haltung des Halses in den zuvor »abgenommenen« Ist-Zustand des Übenden und läßt ihn das Gefühl eines auf diese Weise verschobenen Halses bzw. Wirbels oder »eingezogenen Kopfes« erleben;
  b) als nächstes nimmt der Berater die linke Hand des Übenden und hält sie an seine Kinnspitze, während die rechte im Hals»knick« bleibt; der Berater nimmt wieder

Spiegelung von Haltungen für den Übenden – Halswirbelsäule und Kopfbereich

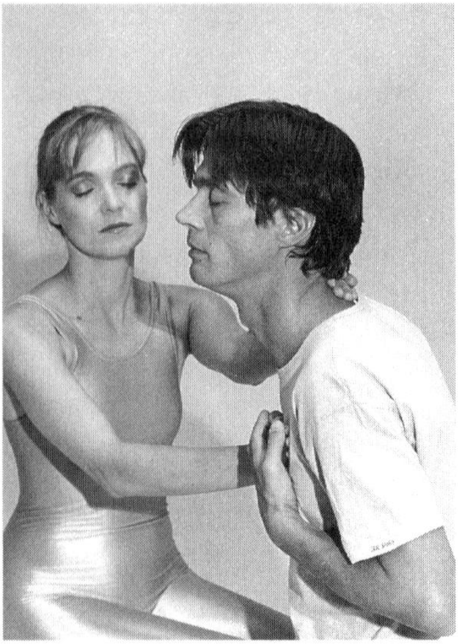

Abb. 16a: Eine typische »Fehlhaltung« der Halswirbelsäule.

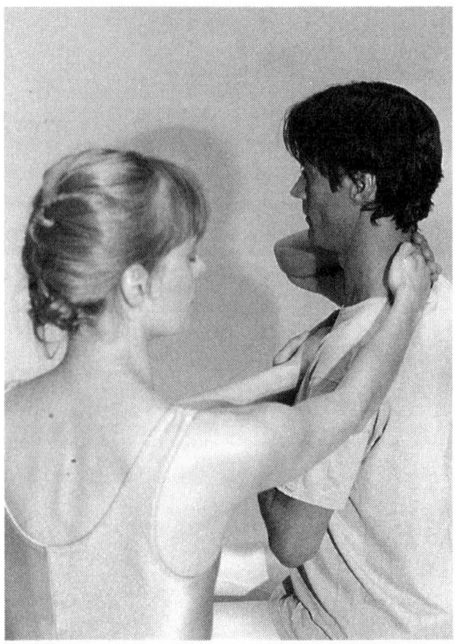

Abb. 16b: Bewußtere Hals- und Kopfhaltung – der Alta Major-Partner drückt sanft auf die Hand des Übenden, um ihn die bewußt vollzogene Veränderung der Hals- und Kopfhaltung durch die von innen gelenkte *Aufrichtung* nachvollziehen und als unauslöschlichen Eindruck registrieren zu lassen.

Abb. 17b: Das Kinn wird zurückgenommen und der Kopf leicht abgesenkt – spüren Sie, daß die »Scharnierbewegung« dazu von jenem Angelpunkt ausgeht, an dem die Kopfschale auf der Wirbelsäule »aufliegt«, und der Bewußtseinsimpuls aus Ihrem eigenen Wunsch nach Aufrichtung entsteht.

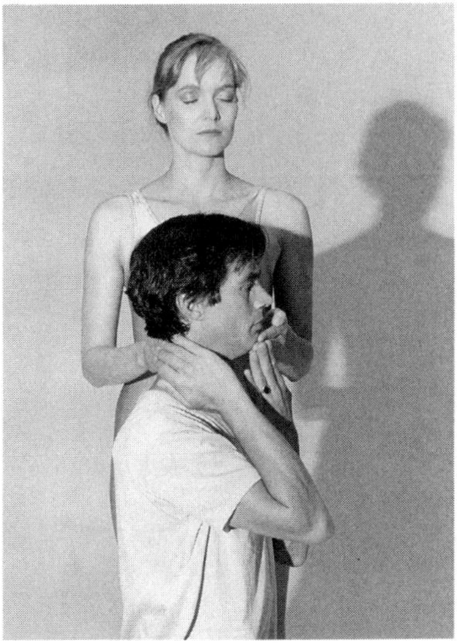

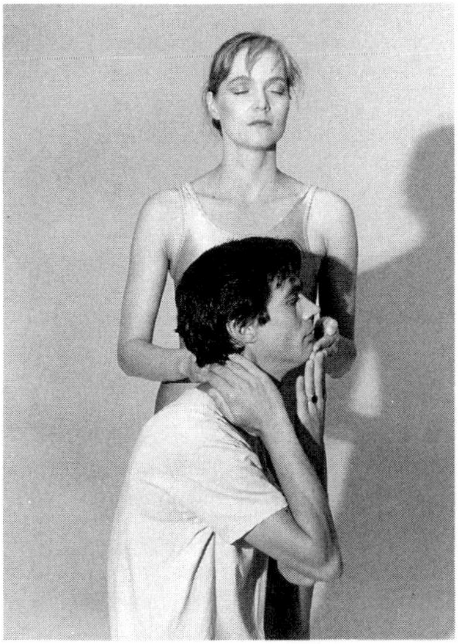

Abb. 17a: Ist unser Kinn vorgereckt und zeigt es nach oben?

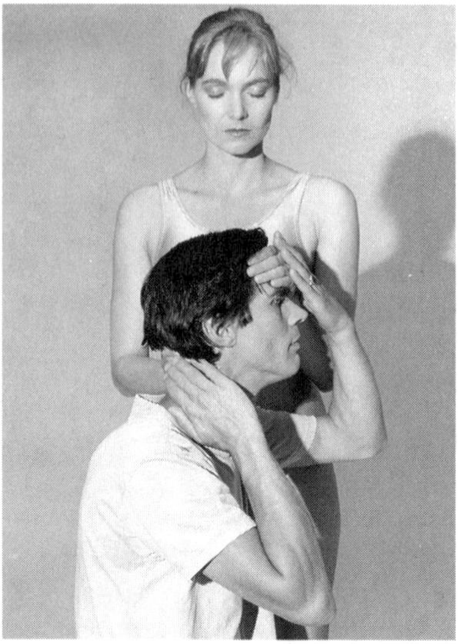

Abb. 18a: Unsere Stirnhaltung ist ein weiterer Ansatzpunkt für die Aufrichtung: Zeigt die Stirn im 45-Grad-Winkel nach oben?

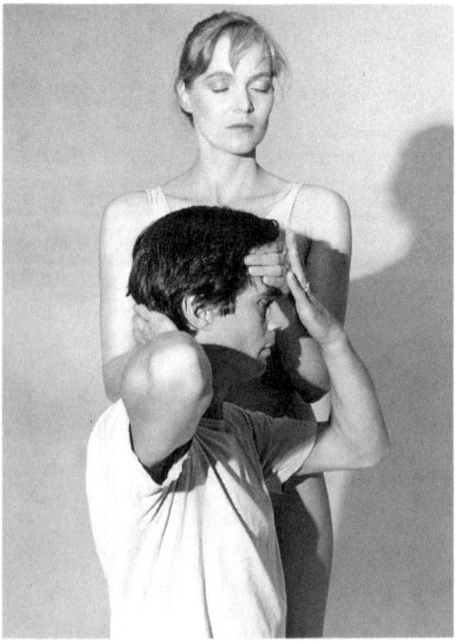

Abb. 18b: Auch hier vollziehen wir die oben erwähnte »Scharnierbewegung«, getragen vom Impuls zu einer natürlich-aufrechten Haltung. Verändert sich dabei vielleicht sogar Ihre gesamte Rükkenhaltung fast wie nebenbei?

zuerst die Idealhaltung ein; danach spiegelt der Berater den Ist-Zustand des Übenden mit etwaigem Halsknick und verschobenem oder nach vorn gerecktem Kinn;

c) als dritten Lernschritt legt der Berater die rechte Hand des Übenden auf den Alta Major-Punkt am Schädelansatz und die linke flach gegen seine Stirn, wiederum erst einmal in Idealhaltung; zum Vergleich spiegelt der Berater wieder den Ist-Zustand des Übenden.

Auch jetzt nimmt der Berater bzw. Partner zum Schluß wieder eine optimale Haltung ein – soweit es ihm möglich ist –, welche der Übende als Ganzes in den oben beschriebenen drei Schritten ertastet, um seiner inneren Formintelligenz ein gutes Vorbild zu geben.

Bei diesen doch recht ungewohnten und komplexen Bewußtseinserfahrungen unserer Haltung können natürlich nicht gleich zu Beginn alle feinen Veränderungen und Wirkungen erfaßt werden. Alta Major ist ein Prozeß, kein Ergebnis! Die folgenden drei Abbildungen sollen deutlich machen, wie der Prozeß der Aufrichtung und Ausgleichung eines typischen Halsknicks über zwei unterschiedliche Impulse verläuft.

1. Ein typischer Halsknick
2. Die Aufrichtung *des Halses* als ein Impuls des »Gegendrucks« gegen die in bzw. auf den *Knick* gelegten Fingerspitzen
3. Das Hochziehen *des Kopfes* (bzw. die natürliche leichte Neigung der Stirn) als Impuls der auf den *Alta Major-Punkt* aufgelegten Fingerspitzen. Vom Alta Major-Punkt geht die Aufrichte- und Dehnkraft über die ganze Wirbelsäule in einer Weise aus, als ob sie nach oben gezogen bzw. gedehnt würde.

Halswirbelsäule und Kopfbereich – Nachvollzug und Idealhaltung

Wie schon zuvor werden nun die Rollen zwischen Berater und Übendem wieder vertauscht, damit beide Partner den Prozeß an sich spüren können.

Kreuzbereich – Erfassen der Form und Spiegelung

Es geht darum zu begreifen, daß eine falsche Aufrichtung der Wirbelsäule oft zum Hohlkreuz führt, was eine Fehlhaltung weiter oben ausgleichen soll, und wie eine Aufrichtung aus dem Kreuzbereich ohne Hohlkreuz erfolgen kann.

- Der Übende sitzt mit geschlossenen Augen normal auf dem Hokker.

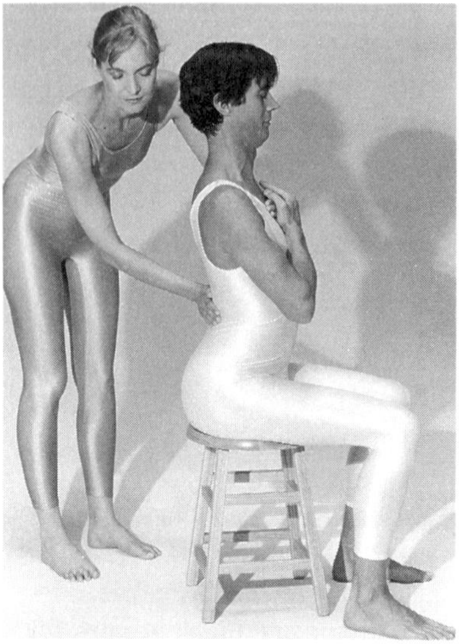

Spiegelungen für den Übenden Kreuzbereich

Abb. 19a (links): Extreme Hohlkreuzhaltung.

Abb. 19b (unten): Dasselbe, aus einer anderen Perspektive.

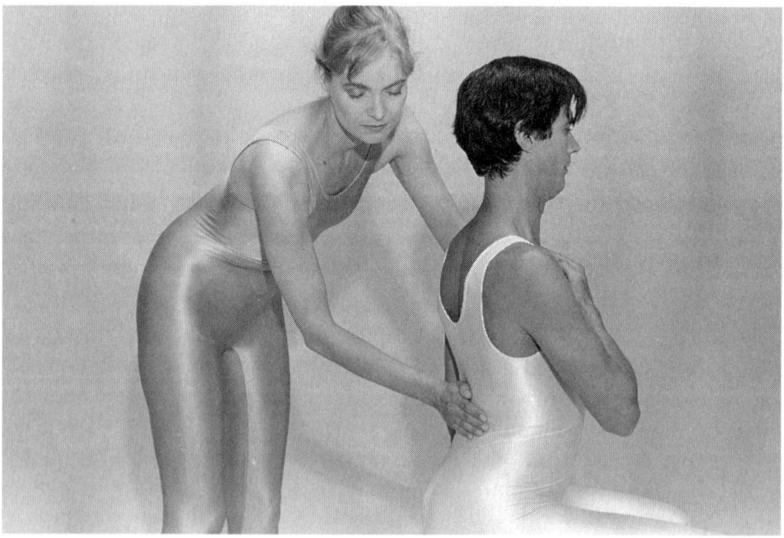

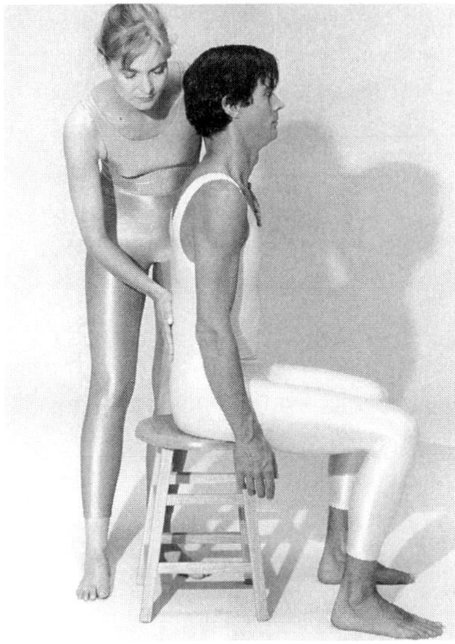

Abb. 20a (rechts): Optimale Haltung im Kreuz- und Rumpfbereich – aber noch keine optimale Aufrichtung im Hals- und Kopfbereich!

Abb. 20b (unten): Dasselbe, aus einer anderen Perspektive.

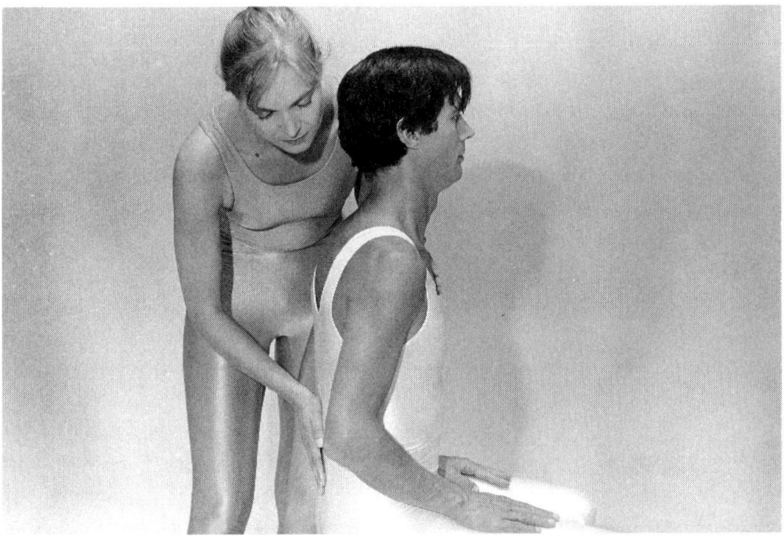

- Der Partner steht seitlich neben ihm und ertastet mit seiner rechten Hand die tiefste Stelle im Kreuz, während die linke Hand auf der Mitte des Brustbeins ruht.
- Dann setzt sich der Partner auf seinen Hocker vor den Übenden und nimmt die ihm mögliche Idealhaltung ein, welche der Übende ertastet (weil wir in der Alta Major-Methode im Regelfall immer mit einer Idealhaltung anfangen und abschließen wollen). Danach nimmt der Partner den Ist-Zustand des Übenden ein, den er zuvor »abgenommen« hatte, legt die linke Hand des Übenden auf seine Brustmitte, die rechte auf/in sein Hohlkreuz.
- Zum Abschluß »drückt« der Partner gegen die Hand des Übenden und bringt sein »nachgemachtes« Hohlkreuz wieder in eine optimale Haltung – ohne deshalb die Haltung oberhalb etwa in neue oder alte Knicke zu bringen.

Kreuzbereich – Nachvollzug und Idealhaltung

Erneuter Rollentausch zwischen Partner bzw. Berater und Übendem.

Es empfiehlt sich, selbst an einer Alta Major-Sitzung bzw. -therapie mit ausgebildeten Alta Major-Beratern/innen oder an einem Seminar mit der Autorin und Begründerin der Alta Major-Methode oder autorisierten Alta Major-Seminarleitern teilzunehmen, um in Gesprächen, Übungen und Experimenten eigene Eindrücke zu gewinnen und Menschen mit ähnlichen Körperhaltungen, Beschwerden und Aufrichteerfahrungen zu begegnen.

Der Kreuzbereich hängt eng mit den komplexen inneren Vorgängen und äußeren Umgangsweisen von Sexualität, Verdauungsprozessen und Lebensmut zusammen.

Wenn wir Kreuzschmerzen haben oder andere Beschwerden im unteren Wirbelsäulenabschnitt, erweist es sich fast immer als sinnvoll und hilfreich, nach psychosomatischen Ursachen und Zusammenhängen zu forschen.

Natürlich ist es legitim und not-wendig, zunächst einmal eine Linderung der möglicherweise vorhandenen Kreuzschmerzen anzustreben. Aber oft beruhen sie auf chronischen Ursachen, die in Lebensangst, nicht ausgelebter Sexualität, unterdrückten Gefühlen (gerade in Partnerschaften, in denen sich die Frau nicht wirklich entfalten kann) oder einem disharmonischen Seelenleben bestehen. In bezug auf Verdauungsstörungen (meist Verstopfung) und daraus resultierende Kreuzschmerzen müßten die Ernährung und die Einstellung zur Nahrungsaufnahme und -abgabe bzw.

Ausscheidung überprüft werden. (Vornehmlich eine abwechslungsreiche pflanzliche Kost, mit viel Frischkost, viel Faserstoffen und wenig Genußmitteln bzw. -giften, kann hier zusätzlich viel Gutes bewirken.)

9. Schritt: Bilanz

Zum Abschluß der Erstsitzung wird nun ein Sofortbild vom Übenden in jener möglichst idealen Haltung gemacht, die ihm jetzt von seiner Erkenntnis und von seiner Körperstruktur her möglich ist.
Dieses Foto wird mit dem Anfangsfoto verglichen und gemeinsam besprochen.

- Was sieht anders aus? Was hat sich verändert?
- Warum hat sich etwas verändert?
- Welchen Ausdruck vermittelt das erste Foto, welchen das zweite?
- Kann sich der Übende daran erinnern, früher in seinem Leben eine solche Haltung eingenommen zu haben, wie sie auf dem zweiten Foto zum Ausdruck kommt?
- Was ist noch zu tun, zu verändern?
- Wie möchte der Übende von seiner Umwelt gesehen werden?
- Welche Wirkungen könnte eine solche Veränderung für das Leben des Übenden zeitigen?
- Was ist psychisch während der Sitzung passiert? Was waren die emotionalen Reaktionen? Zum Beispiel Erleichterung, Wut, Tränen, Ängste usf.?
- Welche Zukunftsvision möchte der Übende gern entwickeln und erfüllen?

Eine Alta Major-Erstsitzung ist ein Anfang. Üblicherweise und idealiter folgen einige weitere Einzelsitzungen und/oder Intensivtherapien sowie die Teilnahme an Seminaren, oder auch in umgekehrter Reihenfolge. Alta Major-Erfahrungen geben unserem Körper die Gelegenheit, Formwissen zu erlangen und in einer ganzheitlichen Weise in ein umfassendes Bewußtsein von Körper, Geist und Seele zu integrieren.
Eine Erstsitzung öffnet völlig neue Perspektiven, die innere Formintelligenz bedarf aber einer intensiveren Einübung, um die Anfangserfahrungen zum dauerhaften Fundament einer neuen Lebenshaltung werden zu lassen.
Je nach Anlagen, Bereitschaft zur Öffnung und Verwandlung sowie Temperament erfolgt das Hineinwachsen in die innere Haltung rascher oder langsamer. Im Verlauf der Alta Major-Pra-

xis kann auch einmal ein Muskelkater auftreten. Oder es mangelt am Anfang vielleicht noch am Mut, sich der Welt gegenüber in der neugewonnenen Haltung auch wirklich zu präsentieren. Die Körperhaltung reflektiert bekanntlich den Lebenslauf und das »Schicksal« des Menschen. Eine einzige Sitzung allein kann dies oft natürlich noch nicht ausgleichen oder gar aufheben. Das erfordert bekanntlich bewußte und intensive Arbeit an sich selbst. Aber wir können bereits in der ersten Begegnung mit der Alta Major-Methode die erlebte Gewißheit gewinnen, *daß* wir uns tatsächlich noch und jederzeit zum Besseren verändern können und dürfen, daß wir weder in unserer Körperhaltung noch im sich darin ausdrückenden Schicksal fixiert sind!

Dieses nach seiner praktischen Anwendbarkeit orientierte Buch, entstanden aus jahrelanger Therapieerfahrung, vor allem die folgenden, weiterführenden Übungen bieten Ermunterung und Hilfe für diesen spannenden Entwicklungsprozeß.

3
Alta Major-Übungen mit Partner

Manche Teile der folgenden Übungen lassen sich zwar auch allein durchführen, doch wird empfohlen, mit einem Partner zu üben. Am besten wäre es, diese Übungssequenz zunächst zusammen mit einem ausgebildeten Alta Major-Berater im Rahmen einer Einzelsitzung, eines Seminars oder einer Intensivtherapie zu erleben, um danach zu Hause weiterzuüben.

Noch eine Vorbemerkung zu den Fotos: Mit Ausnahme einiger Abbildungen im vorangegangenen Kapitel, welche eine typische Erstsitzung dokumentieren, sind alle anderen Fotos in diesem Buch mit Karin Rohr-O'Hara und Erich Keller gemacht worden, die *keine* ausgebildeten Alta Major-Berater sind. Wir haben uns dazu entschieden, mit zwei Modellen zu arbeiten, weil dies die Situation, in der Sie sich befinden, am besten repräsentiert. Beide Modelle haben sich darin abgewechselt, Alta Major-Übender und Alta Major-Partner bzw. -Begleiter zu sein.*

* Wenn wir im Verlauf des Buches von »Partner« usf. sprechen, sind weibliche Mitmenschen selbstverständlich einbezogen und gemeint.

Grundsätzlich gilt für alle Übungen:

- Halten Sie die Augen lieber geschlossen, weil Sie dadurch besser in den Körper hineinspüren können als mit geöffneten Augen.
- Achten Sie bitte sehr sensibel auf kleine und kleinste Bewegungsreaktionen Ihres Körpers – sowohl als Übender wie als Partner. Im Verlauf der Übungen werden durch die sanften, passiven Berührungen Impulse zur natürlichen Veränderung der Körperhaltung entstehen. Darüber hinaus vermögen die Alta Major-Berührungen auch Erinnerungen auszulösen an bereits zuvor gemachte Alta Major-Erfahrungen früherer Sitzungen oder Visionen der eigenen idealen (Lebens-)Haltung. Beispiele dafür sind Bilder von Situationen, die uns ein Glücksgefühl vermitteln, oder Aha-Erlebnisse, wenn wir einer Ursache für eine Fehlhaltung auf die Spur gekommen sind.
- Sowohl der Übende wie der Begleiter machen gleichzeitig einander *ergänzende* Erfahrungen. Deshalb

empfiehlt es sich für nicht in der Alta Major-Methode ausgebildete Partner, die Funktionen zu wechseln. Ein Beispiel: Wenn ich einmal erlebt habe, wie sich die Halswirbelsäule eines anderen Menschen in ihrem ganzen Verlauf anfühlt, wenn ich einen Knick »gefunden« habe und spüre, wie der passive Partner sich bereits bei der ersten Berührung dieses Knicks »automatisch« dehnt und seinen verschobenen Halswirbel ganz instinktiv in die richtigere Haltung verlagert, so werde ich noch intensiver in meine eigenen inneren Haltungsvorgänge spüren können, wenn ich berührt werde.

- Als Übungskleidung ist bequeme Kleidung, zum Beispiel ein glattes, kragenloses Hemd oder T-Shirt (um den Verlauf der Halswirbelsäule gut zu sehen) und eine lokkere, weiche Hose, zum Beispiel eine Jogginghose, am besten geeignet. Unsere Modelle tragen auf manchen Fotos Trikots, um ihre Haltung besser sichtbar zu machen. (Frauen ziehen es häufig vor, für die Fotos ein Trägerhemd zu tragen.) Beim Selber-Üben ist es gut, auf Stoff berührt zu werden – außer am Hals.
- Alta Major ist vor allem ein nonverbaler Weg.

Die nachstehenden Übungsfolgen erfordern eine konzentrierte Zuwendung. Nehmen Sie sich also genügend Zeit dafür, mindestens eine halbe Stunde. Sorgen Sie dafür, daß Sie nicht unnötig gestört werden, damit Sie selbst so viel wie möglich von den Übungen haben.

Manchmal geschieht es, daß sich bei Alta Major-Übungen vielleicht unerwartete emotionale Reaktionen einstellen wie Freude oder Angst, Lachen oder Weinen. Das bedeutet für den Partner nicht, daß während der Übung nach Gründen gefragt werden müßte. Es reicht festzustellen, daß der Übende sich im doppelten Sinn des Wortes berührt fühlt. Der psychische Schmerz in einem Knick der Halswirbelsäule zum Beispiel wird in der Alta Major-Methode gern »gesammelte Tränen« genannt.

Alta Major ist keine Psychotherapie oder gruppendynamische »Encounter«-Übung, die darauf angelegt ist, in einem emotionalen Gewaltakt alle psychischen Blockaden, enttäuschten Hoffnungen und festgefahrenen Verhaltensmuster mit einem Schlag zu offenbaren und aufzulösen, mit forderndem Druck vom Partner oder Berater auf den Übenden. Vielmehr ist es ein Grundprinzip der Alta Major-Methode, Tiefe und Tempo der Selbsterkenntnis und Veränderung innerer und äußerer Haltungen, Einstellungen und Empfindungen *ganz* dem Übenden selbst zu überlassen. Das garantiert die emotionale Sicherheit, daß sich der Übende nie überfordert fühlen muß!

Dennoch kann es geschehen, daß der Übende, vielleicht zum Erstaunen des nicht ausgebildeten Alta Major-Partners, sich selbst die Freiheit gibt, Schmerz, Glück, Wut, Freude, Angst, Liebe oder anderen Empfindungen deutlichen Ausdruck zu verleihen. Auslöser für emotionale Ausbrüche können Energien sein, die in irgendeiner Partie der Wirbelsäule oder in einem Körperbereich gestaut und blockiert waren und durch die Alta Major-Übung nun erstmals freigesetzt werden.

Viele moderne Psychologen gehen davon aus, daß das Aufbrechen oder die Auflösung von psychischen Blockaden zur Freisetzung emotionaler Energie führen, die sich anfangs möglicherweise auch etwas ungeordnet bemerkbar machen kann. Die vormals kristallisierte, verhärtete Energie kann durch die Freisetzung eine konstruktive, lebensfördernde Qualität gewinnen, die in Lebensmut, kreative Leistung und Lebensfreude umgesetzt werden kann.

Mit der Freisetzung eines neuen Energieflusses strömen häufig auch neue Einsichten, zum Beispiel zu den Grundfragen unserer menschlichen Existenz: Woher komme ich? Warum bin ich hier? Wohin gehe ich? Wie mache ich das Beste aus dem mir geschenkten Leben – für andere und für mich selbst?

Übungen im Liegen

Hals- und Brustwirbelsäulenübung

Diese Übung dient zur Bewußtwerdung eines möglicherweise vorhandenen Halsknicks und der Erfahrung, daß man Wirbelpartien und einzelne Wirbel bewußt steuern und bewegen kann. Außerdem hilft die Übung zu erleben, welche Formbilder entstehen, wenn man Berührung erfährt.

- Ein Partner legt sich mit dem Rükken flach auf den Boden, auf eine Decke oder Matte, der andere Partner setzt sich im Schneidersitz oder auf die Knie hinter dessen Kopf.
- Der liegende Partner winkelt die Beine an, so daß sich seine Knie berühren, die Unterschenkel und Füße aber leicht auseinandergestellt werden. Er schließt die Augen. Seine Arme liegen bequem längs seines Oberkörpers am Boden. Bei manchen unserer Fotos sehen Sie nur deshalb angewinkelte Arme, damit die Haltung für das Kameraauge deutlicher wird!
- Der sitzende Partner schließt im Regelfall ebenfalls die Augen. Er tastet mit zueinander nach innen gewendeten Fingerspitzen vom Nacken her die Halswirbelsäule links und rechts zum Schädelansatz entlang und erfühlt die Dornfortsätze.
- Währenddessen spüren beide Partner – aktiv bzw. passiv –, wo sich die zur Zeit ausgeprägteste Vertiefung in der Halswirbelsäule befindet bzw. bemerkbar macht. Die Tendenz zu einem Knick ist an der Halswirbelsäule wegen ihrer Beweglichkeit am stärksten.

Bitte denken Sie daran, sich gegenseitig zu vergewissern, daß das Ertasten nicht zu tief und damit vielleicht unangenehm wird.

- Sprechen Sie miteinander darüber, wo Sie die stärkste Vertiefung der Halswirbelsäule empfinden und wo Sie einen Knick spüren.
- Der sitzende Partner läßt nun seine Fingerspitzen mit sanftem Druck auf/in dieser Halswirbelsäulenvertiefung, während der liegende Partner seine Halswirbelsäule an dieser speziellen Stelle gegen die

Übungen im Liegen mit Partner

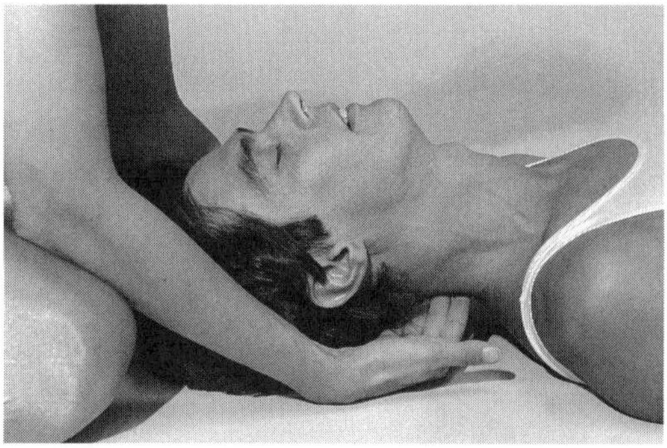

Abb. 21: Ertasten der Dornfortsätze in der Halswirbelsäule.

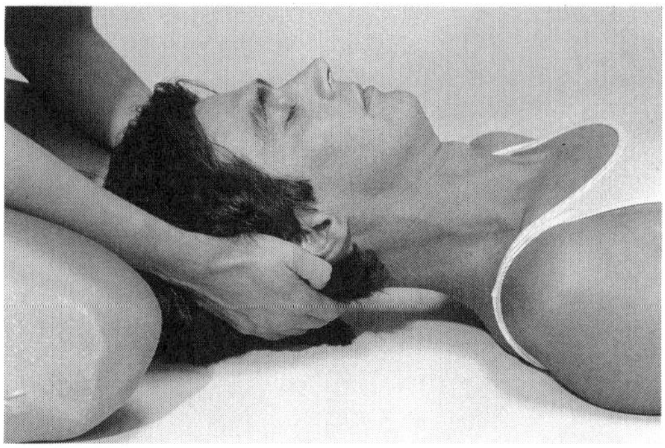

Abb. 22: Bewußtwerdung von Bewegungsmöglichkeiten oder -blockaden im Halswirbelbereich. Achtung: *sanft* miteinander umgehen! Der Kopf liegt in den Händen des Alta Major-Partners wie in einer Schale und wird leicht angehoben...

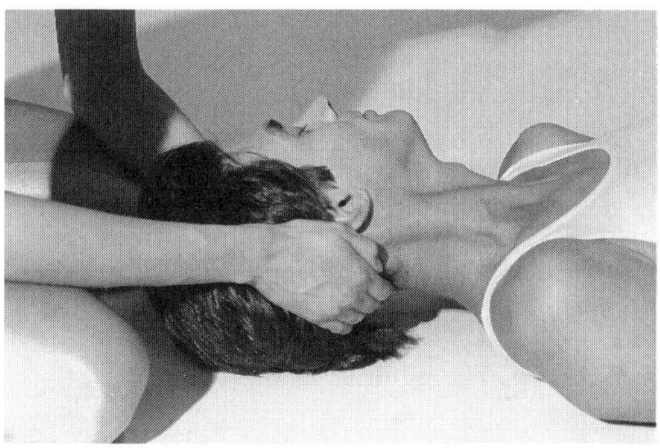

Abb. 23: ... und dann nach links gedreht...

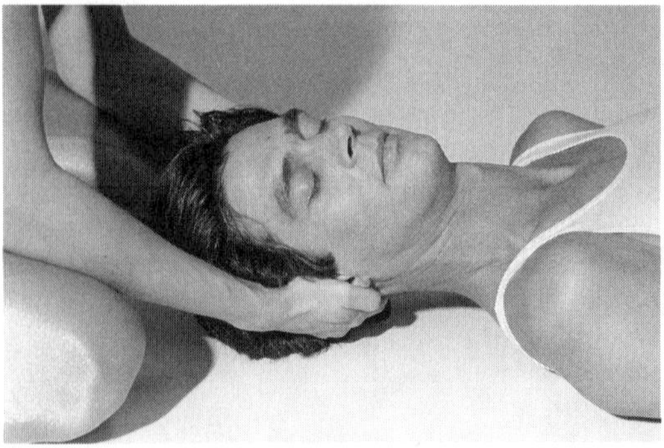

Abb. 24: ... danach nach rechts ...

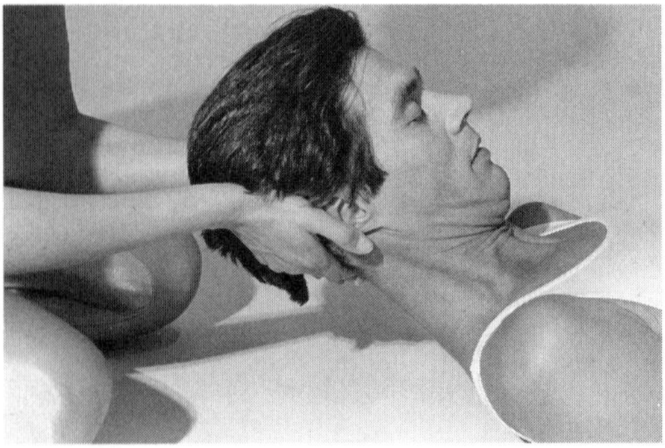

Abb. 25: ... dann wird der Kopf nach vorn angehoben, zur Brust gekippt ...

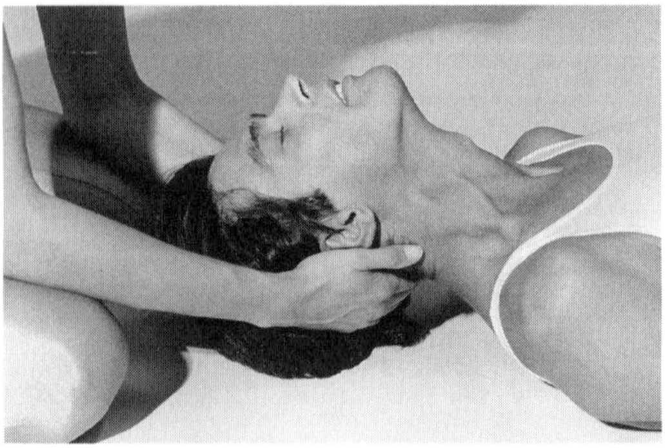

Abb. 26: ... und nach hinten »fallen« gelassen. – Gehen Sie bitte über Blokkaden in der Beweglichkeit *nicht* mit einer stärkeren Rollbewegung hinweg, sondern verharren Sie genau dort, wo die Bewegung stockt. Beide Partner spüren in diese Stelle bewußt hinein.

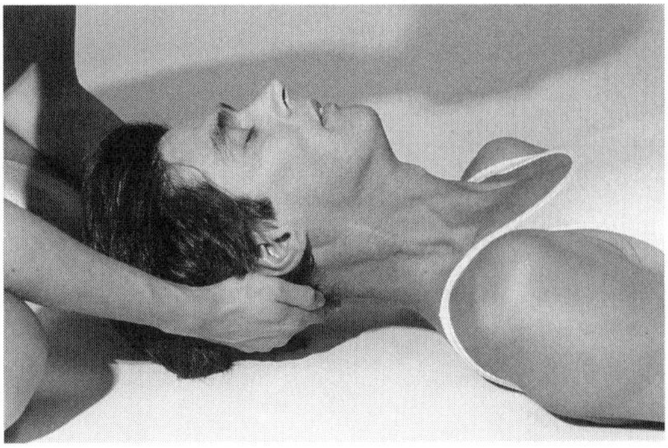

Abb. 27: Zum Schluß wird der Kopf leicht in die natürliche Linienführung »gedehnt« – in Wirklichkeit nur gelegt, um ...

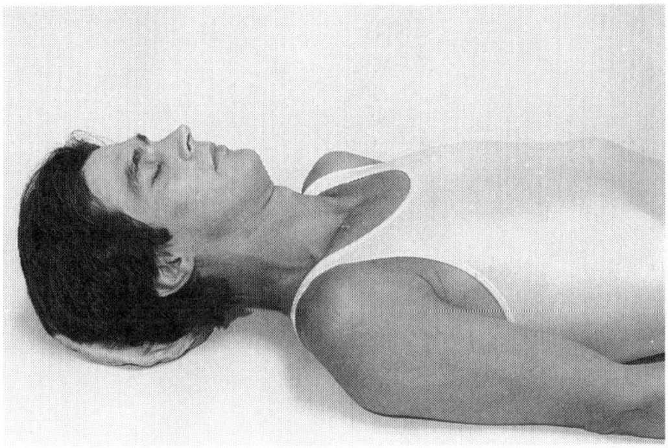

Abb. 28: ... den Kopf des Übenden dann auf dem Alta Major-Kissen abzulegen und ihm die Möglichkeit zu geben, nachzuspüren.

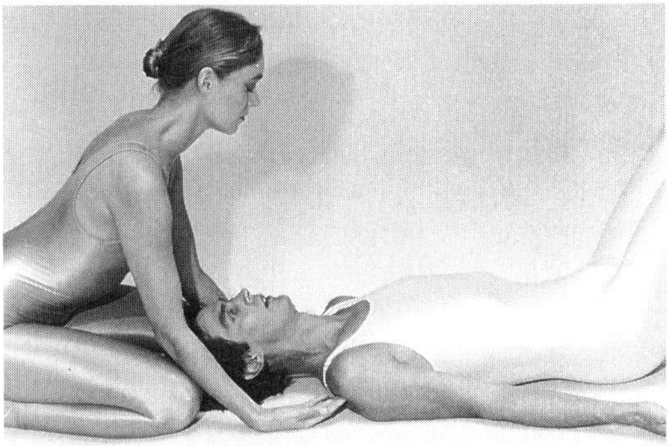

Abb. 29: Statt auf die Schultern von oben zu drücken, um die Schulterblätter flach an den Boden legen zu können ...

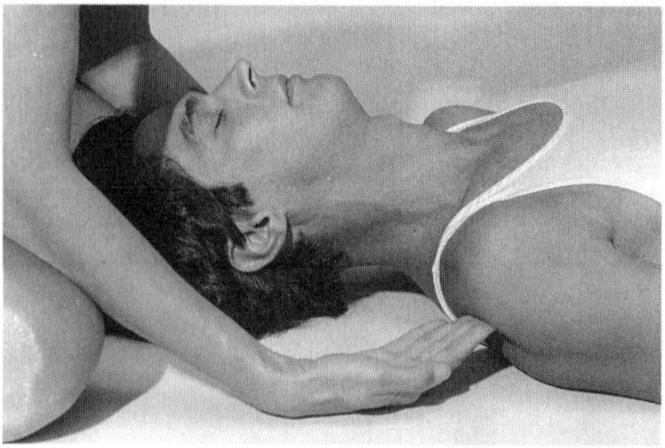

Abb. 30: ... drückt der Alta Major-Partner mit seinen Fingerspitzen leicht von *unten* gegen die Schultern, damit der Übende »gegen« diesen Impuls von unten seine Schulterblätter flach zum Boden hin ausrichtet.

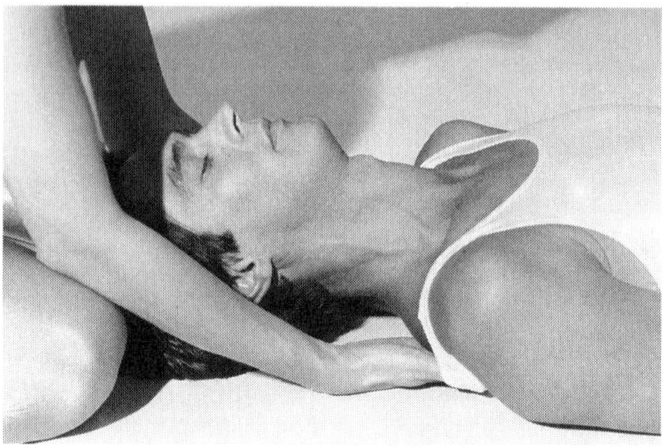

Abb. 31: Erspüren des Verlaufs der oberen Brustwirbelsäule mit den Händen entlang unter dem Rükken.

Berührung ebenfalls behutsam »herausdrückt«. Wenn Sie den betreffenden einzelnen Halswirbel innerlich lokalisieren können, sollten Sie nur diesen Wirbel mit sanftem Gegendruck gegen die Berührung herauszudrücken versuchen.

Ihr Hals wird nach diesem Übungsteil eine neue Dehnung erfahren haben.

- Der sitzende Partner greift nun mit beiden Händen so weit wie möglich am Rücken hinunter zur Brustwirbelsäule. Wieder geht er mit den zur Wirbelsäule gewandten Fingerspitzen links und rechts von unten nach oben, also von der Rückenpartie über den Ansatz der Halswirbelsäule am Nacken hinauf zum Schädel. Diese Berührung dient beiden Partnern zur Bewußtwerdung der Haltung der Brustwirbelsäule im Liegen, des Übergangs zur Halswirbelsäule und dann schließlich der gesamten Linienführung bis hinauf zum Schädelansatz.

- Nun nimmt der sitzende Partner den Hinterkopf des liegenden in seine Hände wie in eine Schale, hebt ihn etwas an und hilft durch einen sehr leichten, vorsichtigen Zug die Wirbelsäule, und dabei vor allem die Halspartie, zu strecken. Der liegende Partner unterstützt diese Streckung durch eine allgemeine Dehnung der Wirbelsäule und eine Wiederholung des Gegendrucks im Halsbereich, obwohl sich jetzt nicht mehr die Hände seines Partners darunter befinden.

Sie werden feststellen, daß (fast) jeder Mensch im Liegen einen »Knick« in der Halswirbelsäule besitzt, wenn man kein Kissen unter dem Kopf hat (oder die Hände des Partners), um so dem Hals die Chance zur Streckung zu geben. Wenn wir in weichem Sand liegen, tritt diese Erscheinung nicht so stark auf, weil der Hinterkopf in einer Kuhle ruht.

Kopf- und Halsübung

Diese Übung dient zur Bewußtwerdung von Bewegungsmöglichkeiten und -sperren bei der Kopf- und Halsbewegung.

- Der Kopf des Übenden liegt in den Händen des Partners wie in einer Schale. Der Übende überläßt seinen Kopf dem Sitzenden, so weit es ihm möglich ist.
- Nun wird der Kopf leicht angehoben und nach links gewendet, wie in einer Rollbewegung. Wenn irgendwelche Bewegungssperren oder -blockaden auftreten, bitte diese *nicht* einfach überrollen. Vielmehr verharrt der sitzende Partner in der Rollbewegung dort, wo die Sperre sich bemerkbar gemacht hat, und beide spüren in sie hinein. Der liegende Partner bestimmt, ob die Bewegung von Anfang an wiederholt werden soll oder nicht.
  Dann wird dieselbe Bewegung des Kopfes nach rechts ausgeführt.
- Eine ähnliche Bewegung erfährt der in den Händen gehaltene Kopf nun durch ein Anheben des Kopfes zur Brust. Wieder wird sorgsam auf mögliche Bewegungshindernisse geachtet.

- Zum Schluß wird der Kopf am Übergang zwischen Halswirbelsäule und Schädelansatz so hoch gehalten, daß er nach hinten abfallen kann, soweit es die jeweilige Beweglichkeit dort zuläßt und soweit es nicht unangenehm ist.

Schulterübung

Diese Übung dient dazu, bewußt den Unterschied zu begreifen zwischen einer manipulierenden, »falschen« Berührung und einer richtigen Alta Major-Berührung, welche die Formintelligenz in uns anspricht.

- Wieder liegt ein Partner, während der andere hinter ihm sitzt.
- Zuerst neigt sich der sitzende Partner über die Schulter des liegenden und drückt *beide*, bei den meisten von uns vorgezogenen, im Liegen nach oben gezogenen Schultern über die Schultergelenke an den Boden – das ist natürlich im Sinne von Alta Major »falsch«, weil man nichts »machen« sollte.
- Nun drückt der sitzende Partner seine Fingerspitzen von *unten* aufwärts leicht gegen die Schultern.
  Der Liegende versucht nun von sich aus, diesem Druck der Fingerspitzen durch Absenken oder »Gegendruck« der Schultern zum Boden hin zu begegnen – also von *sich* aus seine Haltung zu verändern.
- Als nächstes setzt sich der Berater oder Partner neben den Liegenden und drückt mit beiden Händen auf *eine* Schulter, führt also wieder die »falsche« Berührung aus.
- Dann schiebt er eine Hand unter das Schulterblatt und drückt von unten her mit den Fingerspitzen gegen die Schulterblattspitze. Wiederum begegnet der Liegende diesem Druck durch ein Absenken und »Geraderichten« des betreffenden Schulterblatts.

Wie bei allen Übungen lassen Sie sich bitte genug Zeit für das Hineinspüren in Form- und Bewegungszusammenhänge und vor allem Bewußtseinsvorgänge.

Der Unterschied zwischen einer Massagebehandlung und der Alta Major-Therapie besteht darin, daß bei den üblichen Massagetechniken Muskeln und Körperstrukturen gedrückt, gezogen, gewalkt und sonstwie manipuliert werden, während die Alta Major-Methode den Menschen veranlaßt, sich selbst zu »drücken« und zu »ziehen« – in Wirklichkeit natürlich nur, um zu seiner natürlichen Form zurückzufinden.

Hohlkreuzübung

Diese Übung dient dazu, ein etwaiges Hohlkreuz in seiner Form und Linienführung und in seiner Tiefe zu erfassen und es im Rahmen der eigenen Bewußtseins- und Bewegungsmöglichkeiten im Liegen auszugleichen.

- Der Alta Major-Begleiter sitzt neben dem Übenden, der weiter auf dem Rücken liegt, immer noch mit angezogenen Beinen.
- Der sitzende Partner ertastet mit einer Hand die Linie der Wirbelsäule und sucht den Punkt, an dem sie sich am stärksten wölbt. Wenn dies Mühe macht, so kann der liegende kurzzeitig seine Beine ausstrecken – er wird damit die mögliche Hohlkreuzwölbung noch verstärken.
- Der Übende am Boden verändert seine Lendenwirbelsäule zwischen Kreuzbein und Brustraum zunächst *nicht*. Beide spüren vielmehr in die Form der Lendenwirbelsäule und der Kreuzwölbung hinein, während der sitzende Partner nach wie vor seine Hand an der tiefsten Stelle hält.
- Nach einiger Zeit drückt der sitzende Partner mit seiner Hand oder den Fingerspitzen ein wenig stärker gegen diese höchste Wölbung, während der liegende Partner diese Stelle oder sogar einzelne Wirbel in seinem inneren Bild seines Körpers und seiner Wirbelsäule lokalisiert. Wir haben im Einleitungskapitel davon gesprochen, daß jeder Mensch in seinem Bewußtsein ein dreidimensionales Bild seines ganzen Körpers trägt und dieses auch innerlich »begreifen« kann (siehe dazu auch S. 11 ff.). Am Anfang wird man wahrscheinlich noch nicht jeden einzelnen Wirbel bewußt identifizieren und mit einem Impuls ansprechen können, mit der Zeit lernen wir aber, gezielte Bewußtseinsimpulse an unseren Körper und auch an die physische Wirbelsäule weiterzuleiten.
Der Übende drückt also sacht die entsprechenden Wirbel aus der Hohlkreuzhaltung in eine gestrecktere Haltung der Lendenwirbelsäule.

Raupengangübung

Diese Übung hilft Ihnen, die Wirbelsäule »raupenähnlich« beweglicher zu machen und bewußt eine Dehnung in der Lendenwirbelsäule herbeizuführen.

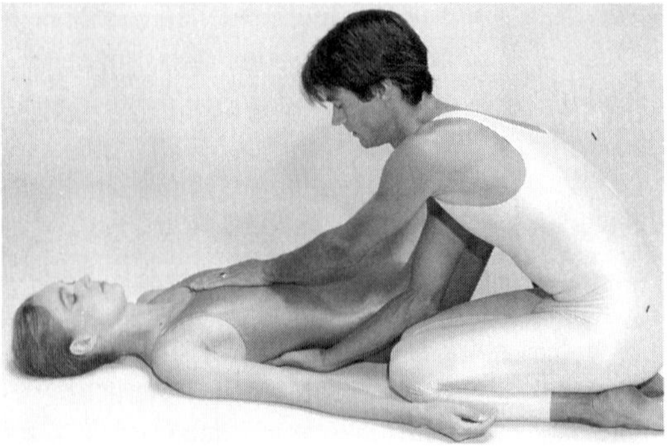

Abb. 32: Hohlkreuzübung: Es geht darum, eine etwa bestehende Hohlkreuzneigung zu erfassen und auszugleichen. Der Übende liegt mit angezogenen Beinen auf dem Boden, der Alta Major-Partner ertastet den Punkt der Wirbelsäule, der sich am stärksten wölbt.

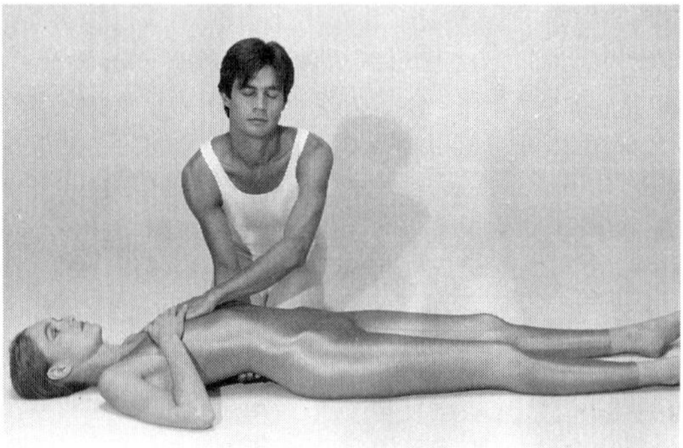

Abb. 33: Man kann kurzzeitig die Beine ausstrekken, weil sich ein vorhandenes Hohlkreuz dann noch stärker ausprägt.

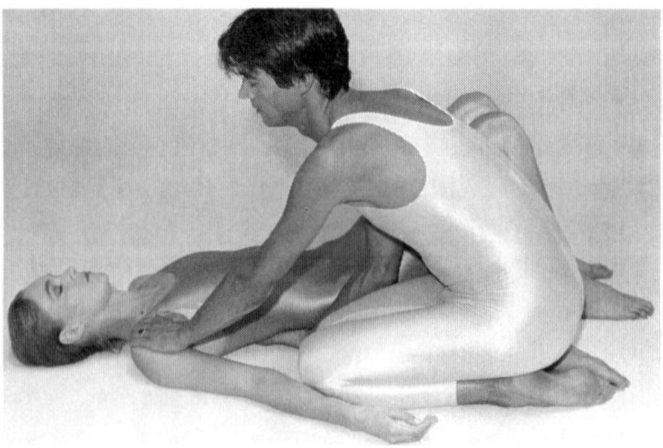

Abb. 34: Die Raupengangübung macht die Wirbelsäule beweglicher und dehnt speziell die Lendenwirbelsäule. Der Übende liegt mit angezogenen Knien am Boden, der Partner legt eine Hand leicht auf die Schulter des Liegenden und die andere von unten an die Lendenwirbelsäule.

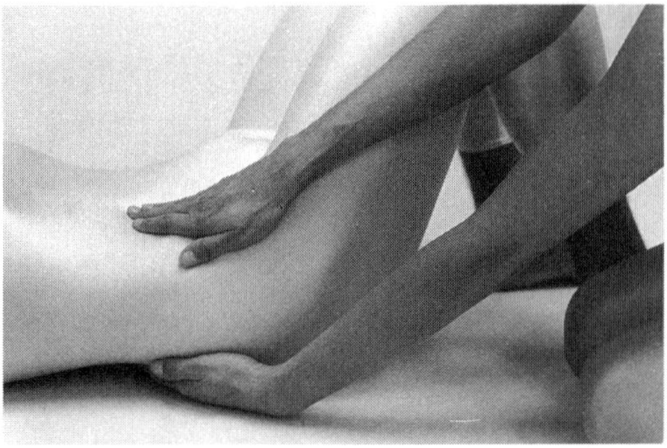

Abb. 35: Nun drückt der Übende die Lendenwirbelpartie flach an den Boden und »kippt« dabei zwangsläufig sein Becken etwas. Durch diese Bewegung verschiebt sich das Kreuzbein und damit der ganze Rumpf nach vorn. Der Partner wirkt unterstützend mit seiner Hand auf der Beckenschaufel.

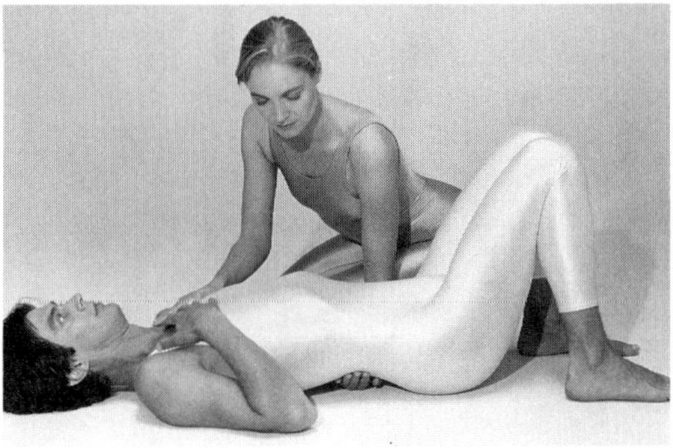

Abb. 36: Die Partner können sich wie üblich nach einer Übungsfolge abwechseln.

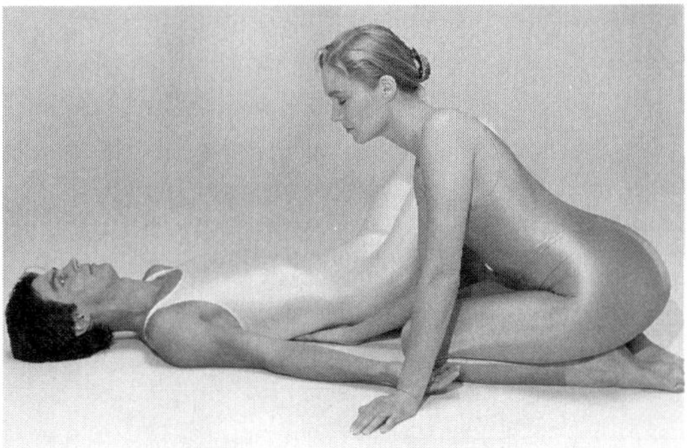

Abb. 37: Der »Raupengang«: Der Partner fühlt mit der rechten Hand, wo der Körper den Boden berührt, wie das Schulterblatt auf dem Boden aufliegt und wo sich die Wirbelsäule vom Boden abhebt.

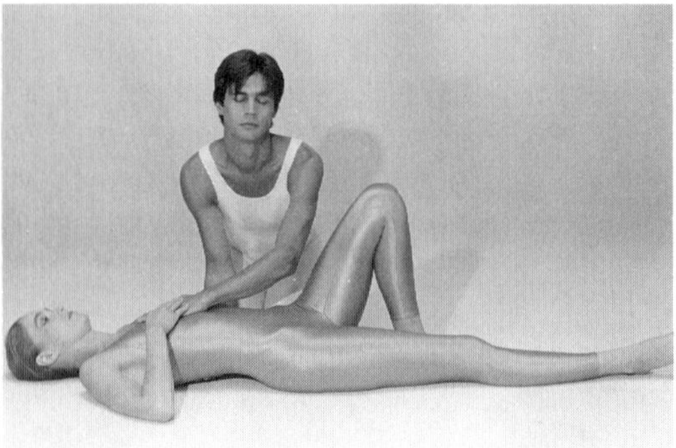

Abb. 38: Er fühlt mit der rechten Hand unter den Körper, läßt die linke auf dem Brustbereich liegen und spürt die Aktivität der Rückenmuskulatur.
Der Liegende zieht das linke Bein an. Sein Partner nimmt wahr, welche Muskulatur aktiviert wird und wie sich die Wirbelsäule verschiebt.

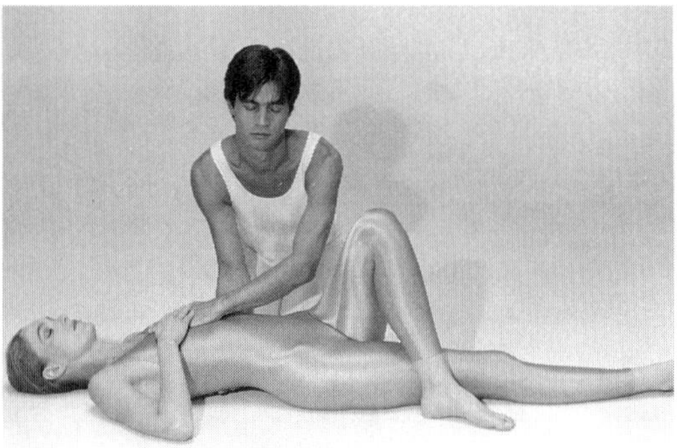

Abb. 39: Jetzt hebt der Übende sein linkes Bein an und stellt den Fuß neben das rechte Knie. Wie davor fühlt der Partner im Wirbelsäulenbereich, spürt dem bei dieser Bewegung aktiv arbeitenden Teil der Wirbelsäule nach. Die Übung wird mit dem anderen Bein wiederholt.

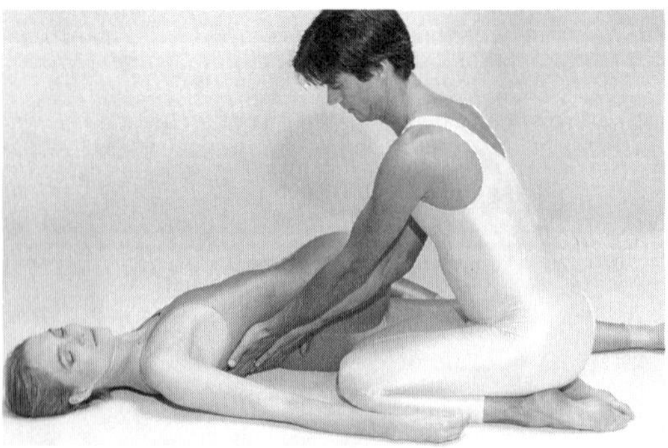

Abb. 40: Der Übende legt das zur anderen Seite aufgestellte Bein und dreht seinen Kopf in die entgegengesetzte Richtung, so daß die Wirbelsäule zweimal in sich dreht. Die Übung wird mit dem anderen Bein wiederholt.

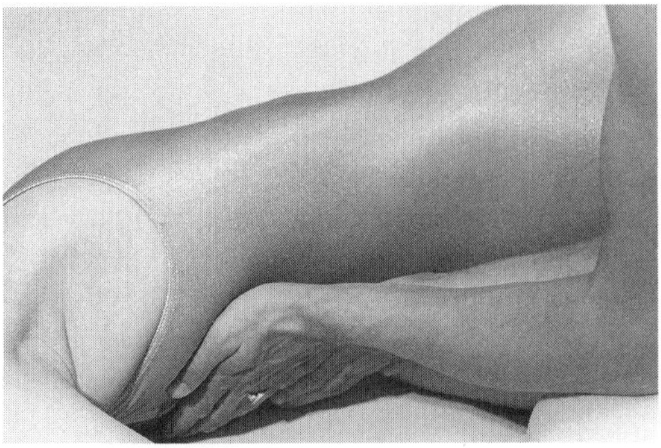

Abb. 41: Der Partner fühlt mit beiden Händen, wie fein die Bewegungen in den kleinsten Muskeln spürbar sind und wie die Wirbel sich in die jeweilige Richtung drehen können. Er fühlt, wo die Bewegung in der Rückenmuskulatur am deutlichsten ist, und spürt die Verschiebung der Wirbel.

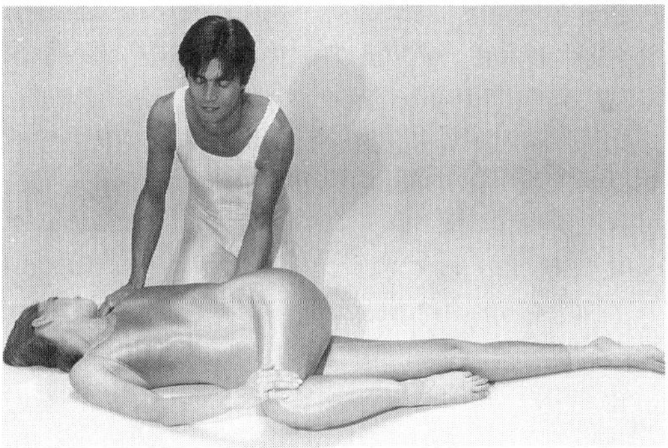

Abb. 42: Der Übende dreht das Bein und drückt es leicht auf den Boden; dabei läßt er den Partner fühlen, was gleichzeitig im Bereich der Lendenwirbelsäule geschieht und wie die Muskulatur aktiv versucht, die Schulter am Boden zu halten.

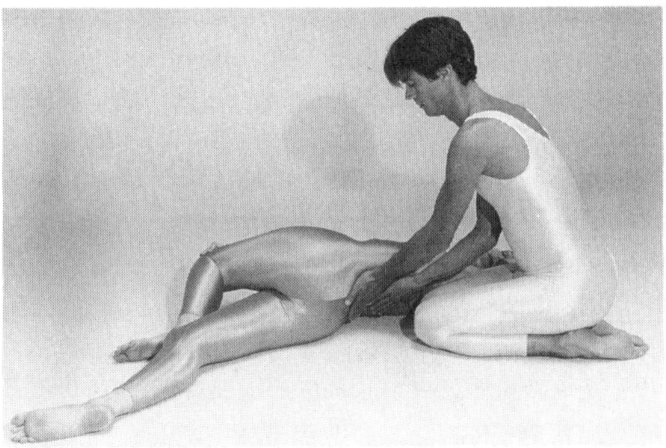

Abb. 43: Die Übung von der anderen Seite aus betrachtet.

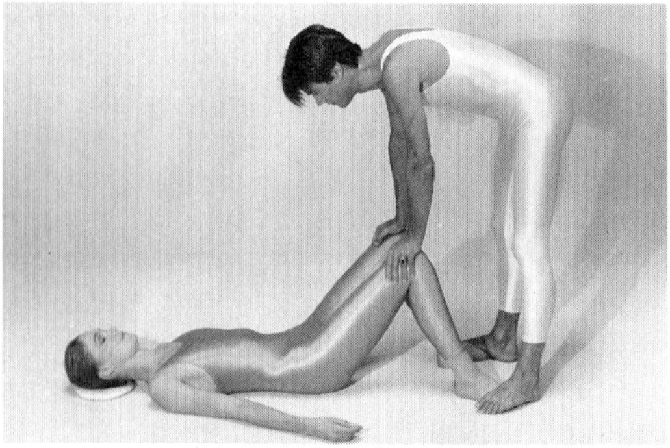

Abb. 44: Langsam bewegt der Übende das ausgestreckte Bein zurück, so daß beide Beine angezogen sind. Der Partner stützt beide Hände mit seinem Körpergewicht auf die Knie des Liegenden und erdet ihn, indem er auf den vorderen Teil seiner Füße tritt.

- Der Alta Major-Begleiter legt eine Hand leicht auf die Schulter des Liegenden, die andere von unten an die Lendenwirbelsäule.
- Der Übende selbst drückt seine Schulterblätter flach an den Boden, indem er die Schulterblätter vom Rumpf her gesehen in Richtung Taille nach unten verschiebt. Dadurch wird die Wölbung der Lendenwirbelsäule bzw. ein Hohlkreuz verstärkt und gleichzeitig der Hals leicht gedehnt.
- Der Begleiter läßt nun eine Hand unter der Lendenwirbelsäule und legt die zweite auf eine Beckenschaufel, um das folgende Absenken des Hohlkreuzes begreifen zu können.
- Als nächstes drückt der Liegende seine Lendenwirbelsäule so flach wie möglich an den Boden, wodurch das Becken gekippt und das Kreuzbein ein kleines Stück nach vorne geschoben wird. Die Schulterblätter bleiben in ihrer Lage zunächst möglichst unverändert. Durch diese Bewegung schiebt sich die Wirbelsäule ein kleines Stück, vielleicht einige Zentimeter, in Richtung Füße.
- Diese Bewegungsabläufe werden mehrfach wiederholt. Dabei legt der Begleiter einige Male eine Hand auch auf die Brustbeinmitte, während er seine andere unter der Lendenwirbelsäule läßt, um das Zusammenspiel zwischen Ober- und Unterkörper bei dieser Raupenübung sich selbst und dem Liegenden bewußt werden zu lassen.

Drehübung für die gesamte Wirbelsäule

Diese Übung dient dazu, die Flexibilität der Wirbelsäule um ihre eigene Achse zu fördern.

- Ein Partner liegt auf dem Rücken mit ausgestreckten Beinen. Unser Modell hat die Hand auf die Brust gelegt, damit die Kreuzwölbung auf dem Foto deutlicher sichtbar ist.
- Der andere schiebt eine Hand unter die Lendenwirbelsäule und legt die andere auf die Brustbeinmitte.
- Nun zieht der Liegende ein Bein an und stellt es zunächst in Kniehöhe neben das andere. Beide nehmen sich bereits jetzt ergebende Veränderungen in Form und Haltung der Wirbelsäule und der umgebenden Muskulatur wahr.
- Als nächstes hebt der Übende sein angewinkeltes Bein so über das andere, daß es schräg darüber steht. Wiederum spüren beide die sich ergebenden Veränderungen.
- Dann legt der Liegende das übergestellte Bein ganz auf der anderen Körperseite ab und drückt mit der eigenen Hand das Knie behutsam (!) an den Boden.
  Im gesamten Rückenbereich hat sich durch diesen Überschlag des Beines eine spürbare Drehung der Wirbelsäule um die eigene Achse ergeben, die zum Schluß noch durch die Drehung des Kopfes in die gegenläufige Richtung vervollständigt wird.
- Der sitzende Partner erspürt diese Drehung jetzt mit *beiden* Händen, über die er die Lage der Wirbelsäule anhand der Dornfortsätze ertastet und sowohl selbst spürt wie sie den Übenden spüren läßt. Bei gesteigerter Sensibilität werden Sie die Spannungsveränderungen in den Muskelpartien während der Bewegungen ebenfalls erfassen.
- Vergleichen Sie, bevor Sie die Übung zur anderen Seite durchführen, ob und wie sich die beiden Körperhälften unterschiedlich anfühlen!

Übungen im Sitzen

Körpermeditation

Diese Übung gibt dem »passiven« Partner Gelegenheit, die Form seiner Gesamthaltung des Körpers vom Gesäß bis zum Kopf im Sitzen zu erspüren, und dem »aktiv« berührenden die Chance, die Form dieser Haltung über seine Hände zu begreifen und sie innerlich nachzuempfinden. Wenn sich bei Ihnen, wie bei vielen Menschen, schon im Verlauf der Übung der Impuls zur Aufrichtung ergibt, so lassen Sie sich darauf ein, allerdings nicht ohne Ihren vorherigen Ist-Zustand deutlich registriert zu haben.
Zur Erinnerung: Der Berührende darf nichts »machen«, er ist ein Begleiter bzw. nur Spiegel des Übenden.

Wichtig:

- *Nur* die Hände sollen den anderen Körper berühren, nicht aber Kleidung, Unterarme, Beine etc., damit sich unser Bewußtsein gezielt auf die von den Händen berührten Stellen konzentriert und nicht irgendwie abgelenkt wird.
- Wenn Sie während der Übungen jemanden berühren, so setzen Sie jede Berührung *neu* an, und »wischen« oder streiche(l)n Sie bitte nicht von einer Stelle zur anderen! Das Körperbewußtsein wird durch die immer wieder neu angesetzte Berührung intensiver und unterscheidungsfähiger angesprochen.
- Lassen Sie Ihre Hand eine Fläche bilden, spreizen Sie also bitte Ihre Finger nicht ab.
- Der berührte Partner sollte ein T-Shirt, Trägerhemd oder etwas Ähnliches tragen, damit die Berührung sich möglichst auf die Körperform konzentrieren kann und nicht durch die unmittelbare Hautempfindung abgelenkt wird. (Wenn man ein Trägerhemd anhat, kann man natürlich gar nicht vermeiden, daß beim Umfassen der Schultern sich auch Haut auf Haut berührt. Beim Ertasten der Halswirbelsäule ist dies ja ohnehin so.)
- Der Übende sitzt auf einem Hocker oder Stuhl und hält die Augen geschlossen. Die Beine sind nebeneinander, nicht überschlagen, die Hände liegen mit den Handflächen nach oben offen auf den Oberschenkeln, nicht auf den Knien, weil sonst die Schultern nach vorne gezogen werden.

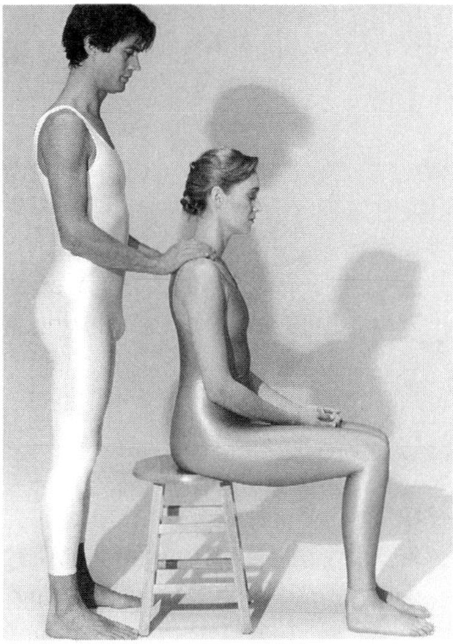

Körpermeditation
Übungsfolge im Sitzen
Die wichtigsten Stationen der bewußten Erfahrung unserer inneren und äußeren Haltung

Abb. 45 (links): Wir beginnen, indem der Partner dem Übenden die Hände locker auf die Schultern legt – so kommen beide am besten in die Übung hinein. Sie sollten die Augen möglichst geschlossen halten! Der Partner kann sitzen *oder* stehen, wie es bequemer ist. Beide sollten sich genug Zeit für diese Übung nehmen, etwa eine halbe Stunde; eine festgelegte Reihenfolge gibt es nicht.

Abb. 46 (unten): Erspüren der Schulterblätter.

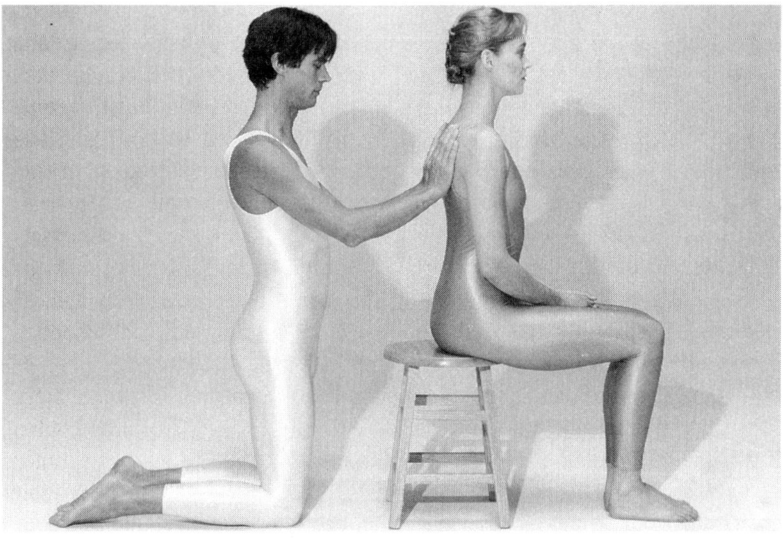

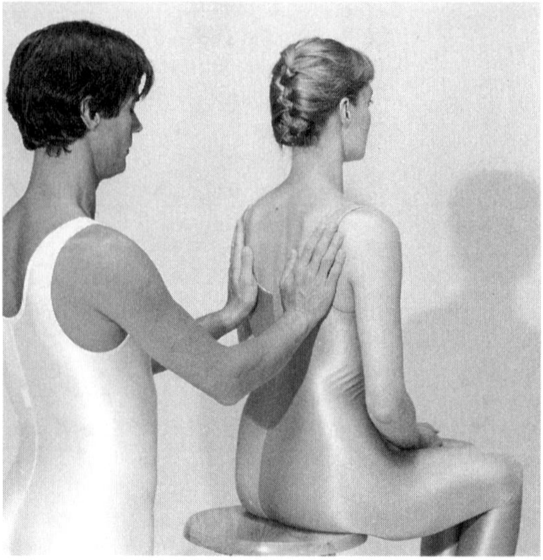

Abb. 47: Dasselbe, aus einer anderen Blickrichtung.

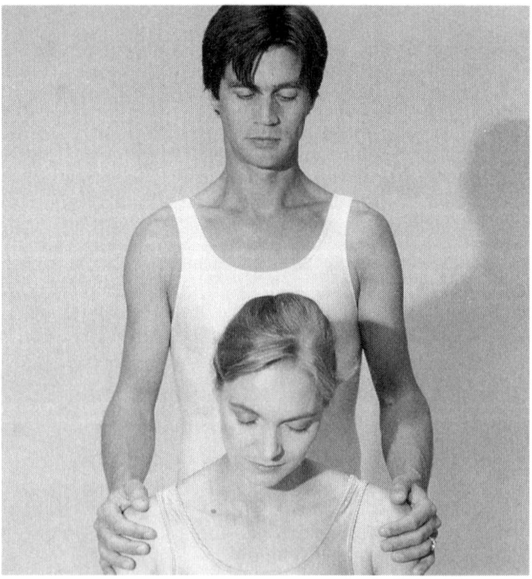

Abb. 48: Erspüren der Schulter»geometrie« durch seitliches Erfassen beider Schultergelenke.

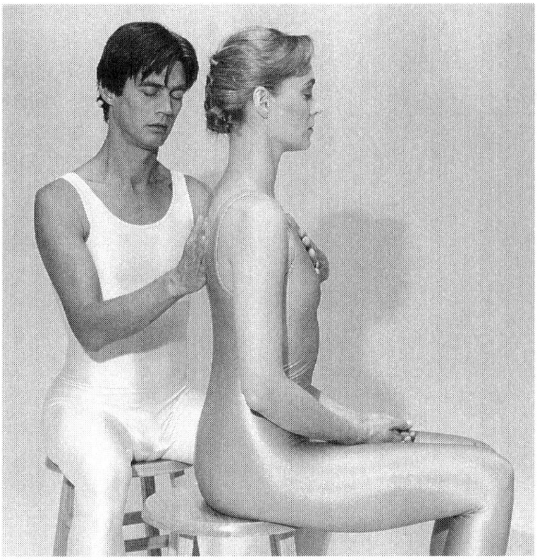

Abb. 49: Erfassen der Haltung des Oberkörpers im Bereich der Brustwirbelsäule, indem die linke Hand auf der Mitte des Brustbeins liegt und die rechte zwischen den Schulterblättern.

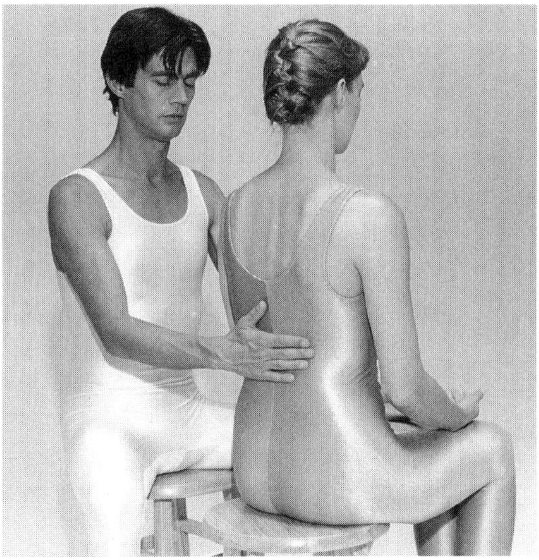

Abb. 50: Erspüren des Wirbelsäulenverlaufs weiter nach unten, zum Lendenwirbelbereich hin. Bitte nicht hinunter«streichen«, sondern immer wieder mit der spürenden Hand ab- und ansetzen.

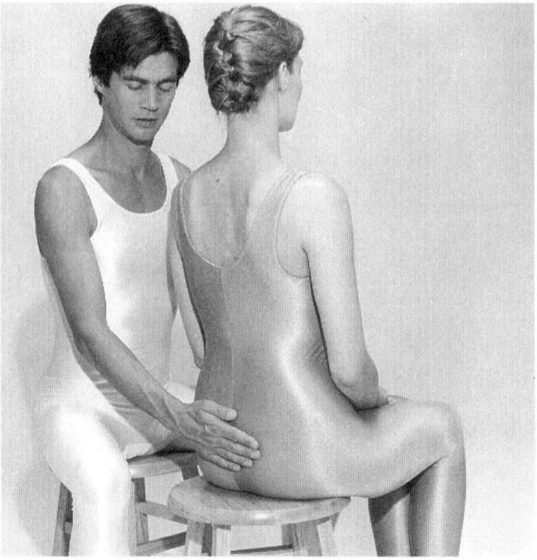

Abb. 51: Erfassen des Kreuzbereichs.

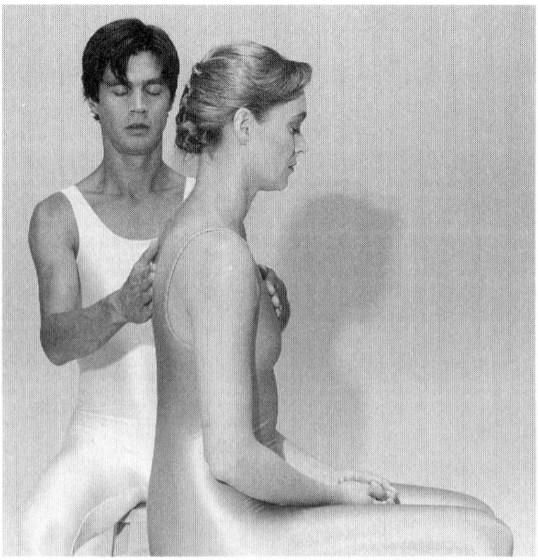

Abb. 52: Zurückgehen zur Mittelstellung, siehe Abb. 49 – Hat sich eventuell unwillkürlich eine Veränderung ergeben, eine fast unmerkliche Aufrichtung?

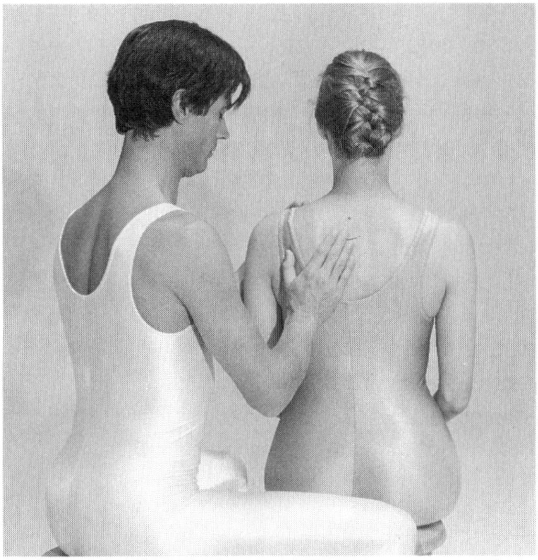

Abb. 53: Erspüren der Schulterform über das linke Schultergelenk; nur bei deutlich unterschiedlicher Schulterform auch die Haltung der rechten Schulterform erfassen.

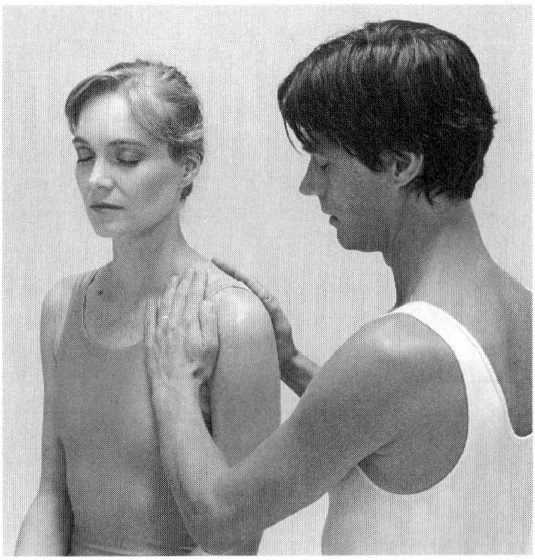

Abb. 54: Dasselbe, aus einer anderen Perspektive.

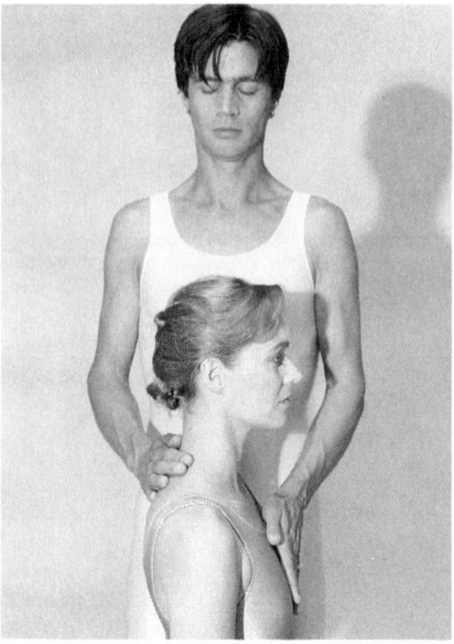

Abb. 55: Nun wird der Verlauf der Halswirbelsäule erspürt. Dazu muß der Alta Major-Partner möglicherweise aufstehen. Die linke Hand bleibt auf der Mitte des Brustbeins, die rechte nimmt den Ansatz der Nackenpartie wahr und wird …

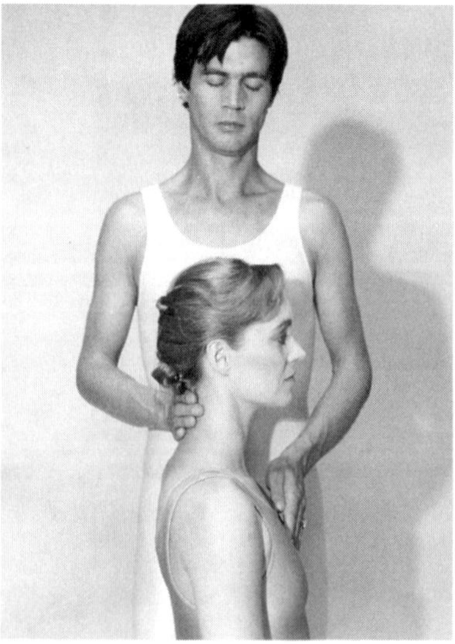

Abb. 56: … nach und nach weiter nach oben geführt, um die Biegung der Halswirbelsäule nachzuspüren; wiederum ohne nach oben zu »streichen«, sondern indem wir immer wieder neu ab- und ansetzen.

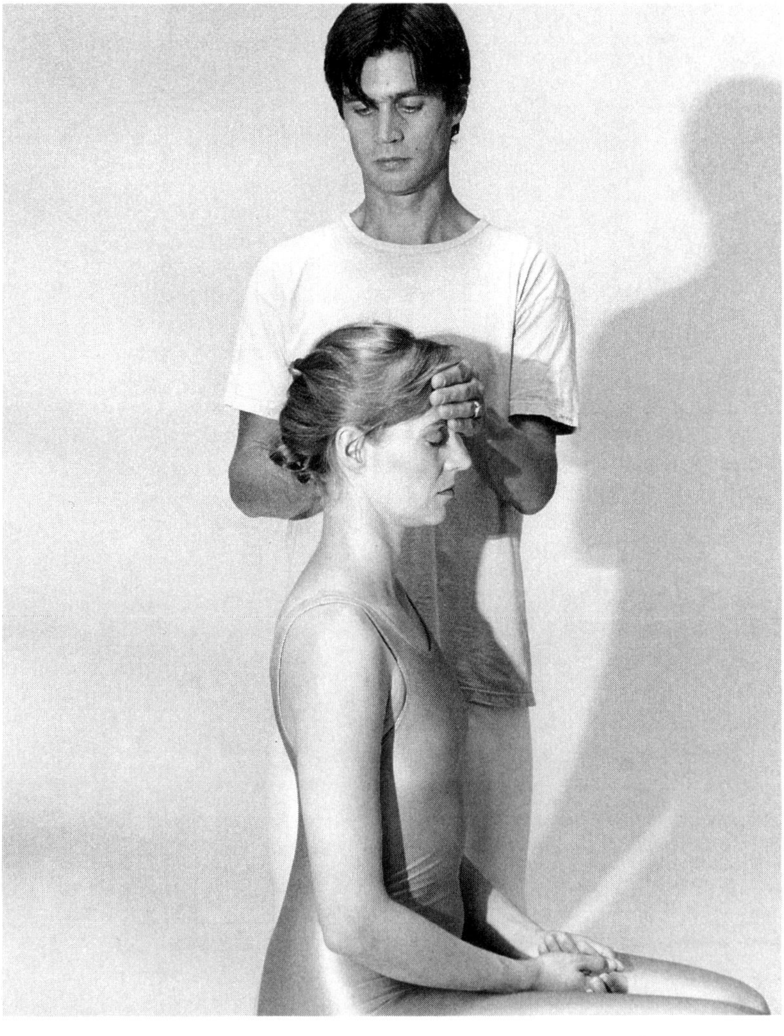

Abb. 57: Die rechte Hand des Alta Major-Partners wird schalenförmig an den Schädelansatz gesetzt, die linke flach auf die Stirn des Übenden gelegt, ohne etwas zu verändern.

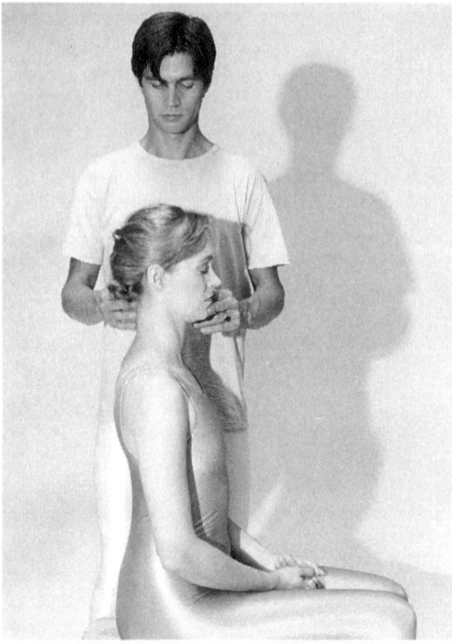

Abb. 58 (links): Die rechte Hand des Partners erfaßt den Verlauf der Wirbelsäule, indem die Finger leicht abgespreizt auf den Dornfortsätzen ohne Druck aufliegen; die linke Hand umfaßt das Kinn: So werden Körperform und Körperhaltung im Kopfbereich beiden übenden Personen deutlich wahrnehmbar.

Abb. 59 (unten): Zum Schluß gehen wir wieder in die Anfangsberührung zurück.

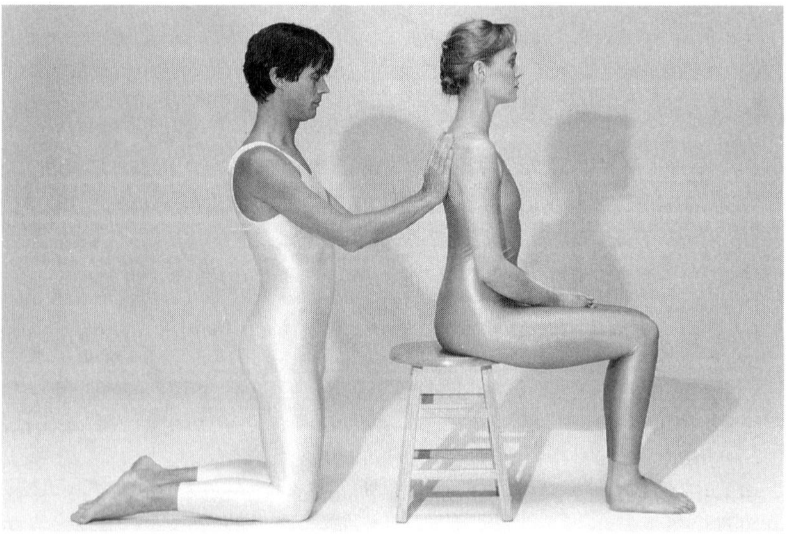

- Der Begleiter steht anfangs und setzt sich hinterher zumeist ebenfalls auf einen Hocker. Der Begleiter sollte selbst auf eine immer möglichst bequeme und zumindest innerlich aufrechte Haltung achten, auch wenn das äußerlich nicht immer möglich ist, weil man sich vorbeugen muß o. ä.
- Der Begleiter steht hinter dem Übenden und legt seine beiden Hände mit den ganzen Handflächen, Finger zusammen, ohne Druck auf die Schultern.
- Dann legt er seine Hände links und rechts an die äußeren Schultergelenke.
- Nun kann sich der begleitende Alta Major-Partner auf seinen Hocker setzen, im rechten Winkel zum Übenden, so daß er seine *linke* Hand auf die Brustbeinmitte und seine *rechte* Hand etwa zwischen die Schulterblätter legen kann, also in derselben Höhe der Brustwirbelsäule, auf der die linke Hand vorn liegt.
- Bei den nächsten Schritten bleibt die linke Hand immer auf der Brustbeinmitte, während die rechte in Zentimeterabständen auf tiefer gelegene Stellen der Wirbelsäule gelegt wird, bis man beim Kreuzbein angekommen ist, zwischen dem Gesäßansatz.

Bitte denken Sie daran, jede Berührung neu anzusetzen, und gestatten Sie sich genügend Erlebnispausen! Jede Berührung muß ja erst »im Schirm« gespeichert werden.

- Nun gehen beide Hände des Begleiters wieder in die Anfangsstellung zurück, um das bisher Erfühlte mit der Anfangsberührung und Anfangshaltung zu vergleichen.

Der passiv Übende sollte genauso aufmerksam sein wie der aktive.

- Jetzt wenden Sie sich dem Schultergürtel und der Halswirbelsäule zu. Dazu bleibt die linke Hand des Begleiters auf der Brustbeinmitte, während die rechte Hand in kleinen Schritten von der Berührung zwischen den Schulterblättern entlang der Wirbelsäule aufwärts geführt wird, schließlich bis zum Schädelansatz.
- Erforschen Sie beide die Linie bzw. Wölbung des Übergangs vom Schultergürtel zum Nacken, vom Nacken zum Hals und vom Hals zum Schädelansatz entlang der Halswirbelsäule.
- Lassen Sie Ihre Hand in der Halswölbung einige Zeit liegen, um

beide noch mehr und tiefer zu spüren.

- Nun gehen beide Hände des Begleiters wieder in die Anfangsstellung zurück.

Zu den nächsten vier Schritten in dieser Übungsfolge kann sich der Alta Major-Begleiter entweder hinsetzen oder hinknien, wie es ihm bequemer ist. Auch der Alta Major-Partner bzw. -Berater soll sich während der Übung entspannt und wohl fühlen. Nur dann gelingt es uns, mit unserem ganzen Einfühlungsvermögen Ist-Zustand und Idealvision *wahr*zunehmen und die uns jetzt mögliche optimale Haltung nicht nur zu ahnen, sondern auch in die Wirklichkeit umzusetzen und mehr und mehr zu »verkörpern«. Sich wirklich wohl zu fühlen ist ein wichtiges Anliegen der »sanften Therapieform«, welche die Alta Major-Methode darstellen kann.

- Zunächst wird das linke Schulter*gelenk* mit beiden Händen seitlich umschlossen, wieder, um Form und Haltung zu registrieren.
- Danach bleibt die eine Hand vorn am Schultergelenk, während die zweite Hand sanft auf das Schulter*blatt* gelegt wird, um die Gesamtform und -haltung dieser Schulter zu erfassen.
- Dann führen Sie die gleichen Berührungen an der rechten Schulter durch.
- Nun begeben Sie sich zum Rücken des Übenden und legen beide Hände auf die Schulterblätter.
- Kehren Sie wieder in die Anfangsstellung zurück, bei der die linke Hand des Alta Major-Begleiters auf der Brustbeinmitte und die rechte Hand zwischen den Schulterblättern liegt.

Damit haben Sie die Rumpfhaltung begreifen können. In den nächsten Übungsschritten geht es um die Haltung des Kopfes auf und mit dem Hals. Der Begleiter stellt sich für die folgenden Übungsschritte seitlich vom Übenden hin, während dieser wie gehabt sitzen bleibt.

- Der Begleiter legt seine linke Hand auf die Stirn des Sitzenden und die rechte schalenförmig an den Schädelansatz.
- Daraufhin wird die linke so an das Kinn geführt, daß der Mittelfinger die Kinnspitze berührt, während Sie die rechte Hand am Schädelansatz lassen.
- Dann wird die linke Hand auf die Brustbeinmitte gelegt, und die rechte erspürt die Nackenwölbung.

Entdecken Sie beide die derzeitige Haltung oder »Geometrie« des Kopfes im Verhältnis zum Rumpf und auch im Vergleich vom Ist-Zustand zu etwaigen Veränderungsimpulsen.

- Gehen Sie als Begleiter nun wieder zur Anfangsberührung zurück.

Zum Abschluß der Übungen steht der Alta Major-Begleiter wieder hinter dem Sitzenden.

- Er legt seine Hände locker *auf* die Schultern.

Möglicherweise können beide inzwischen Veränderungen, zumindest im Vergleich mit der Haltung bei Beginn der Übung, entdecken.

- Der Begleiter legt seine beiden Hände locker nebeneinander auf den Scheitel des Sitzenden.
  Unter Umständen möchte der Sitzende unwillkürlich die Hände des Begleiters nach oben schieben oder heben, womit er sich selbst noch weiter in eine körperliche und geistige Aufrichtung begibt.
- Danach drückt der Begleiter mit seinen beiden Händen auf die Füße des Sitzenden, um ihn wieder zu »erden«. Dazu geht er auf die Knie und benutzt seinen Körper als »Gewicht«. Diese Erdung ist deshalb wichtig, weil wir ja bislang ganz auf die Aufrichtung konzentriert waren. Wir haben unser Augenmerk auf ein nach oben konzentriertes Körperbewußtsein gelegt, zunächst ohne uns um die Bodenverbindung oder »Bodenhaftung« zu kümmern. Das wird jetzt also nachgeholt.

Das Ziel jedes Erkenntnis- und Heilungsweges besteht bekanntlich darin, daß wir zu einem ganzheitlichen Mensch-Sein finden, in dem sich irdische Körperlichkeit, die von der Erde getragen wird, mitmenschliche Offenheit und mitfühlsame Zuwendung sowie geistige Inspiration und spirituelle Wesentlichkeit miteinander zu einem harmonischen Ganzen vereinen.
Zum guten Abschluß einer längeren Übungsfolge wenden sich beide Partner einander zu und bedanken sich mit erhobenen, aneinandergelegten Händen für ihre gegenseitige Aufmerksamkeit, für Erkenntnishilfen und Lernmöglichkeit am und durch den anderen.
Wechseln Sie nun die Positionen, wenn Sie mögen, und wiederholen Sie diese Übungen. Tauschen Sie *erst danach* Ihre Erfahrungen verbal aus.
Wenn Sie selbst dieselbe Übungsfolge

Abschluß der Körpermeditation

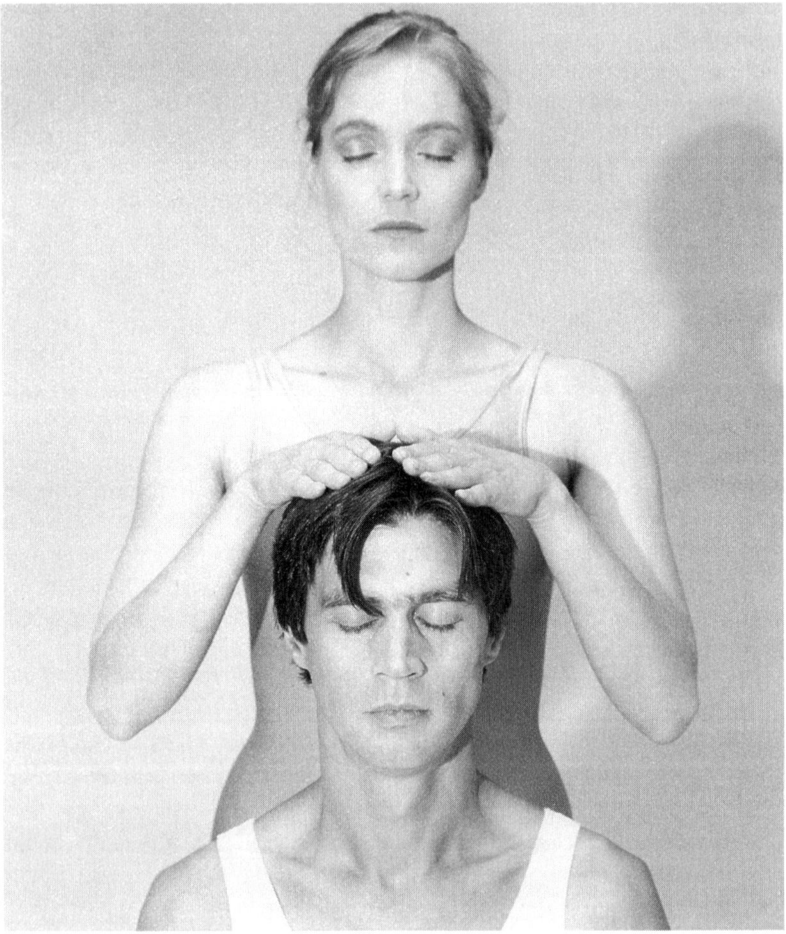

Abb. 60: Während der Alta Major-Partner beide Hände locker auf den Scheitel des Übenden legt, stellen sich beide auf die Vision ein, daß sie sich selbst als aufrechte, mit Lebensfreude erfüllte Menschen sehen, die im Vollbesitz all ihrer Fähigkeiten sind. Wir bemühen uns gleichzeitig, auch im anderen Menschen alle positiven Aspekte innerlich zu »sehen«.

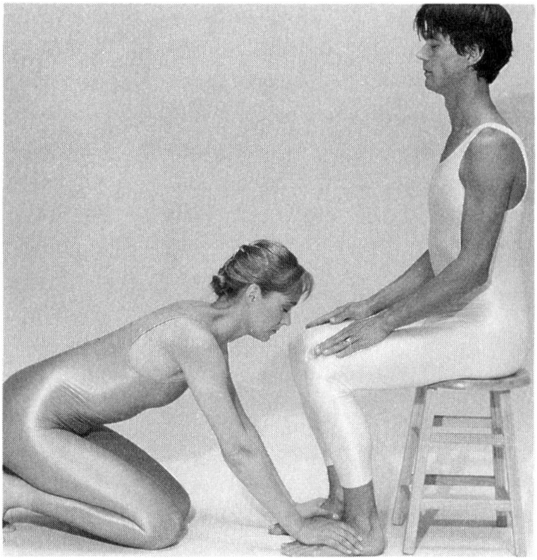

Abb. 61: Danach faßt der Alta Major-Partner – jetzt durchaus mit sanftem Druck – die Füße des Sitzenden, um ihn nach unten, zur uns tragenden Erde hin, zu »erden« – nachdem wir die ganze Zeit zuvor unsere Aufmerksamkeit auf eine Aufrichtung nach »oben« gerichtet haben.

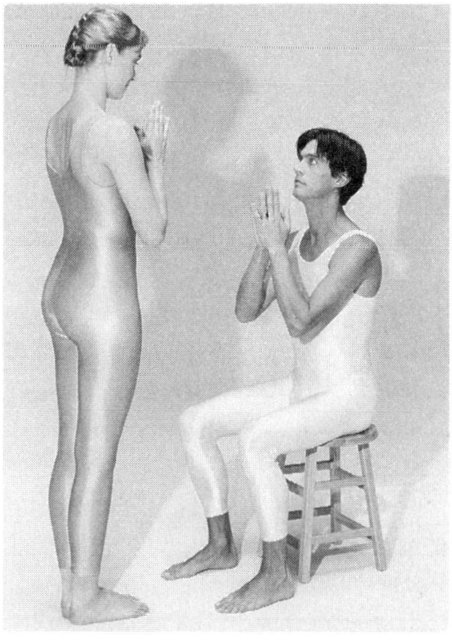

Abb. 62: Beide Partner bedanken sich beim anderen und wenden sich einander nun mit offenen Augen zu.

ein zweites oder drittes Mal durchlaufen, können Sie ausprobieren, was sich ereignet, wenn Sie sich ganz an den Rand auf die Hocker- oder Stuhlkante setzen. Sie werden vermutlich erspüren, wie der Körper allein dadurch den Impuls erhält, sich weiter aufzurichten.

Hohlkreuzübung

Eine spezielle Übung, um die Wölbung im Lendenwirbelbereich zu erfassen und ein Hohlkreuz (weitgehend) auszugleichen sowie den Brustraum nach *oben* zu öffnen.

- Der Begleiter steht seitlich neben dem Übenden, der weiter auf seinem Hocker *ganz vorn auf der Kante* sitzt in seiner »Normalhaltung«.
- Der Begleiter legt seine linke Hand auf die Brustbeinmitte, der Übende seine rechte darüber!
  Die rechte Hand des Begleiters »drückt« im Lendenwirbelsäulenbereich ins (Hohl-)Kreuz, und zwar an der tiefsten Stelle.
- Nun geht der Sitzende bewußt stärker ins Hohlkreuz, und beide, Begleiter und Übender, registrieren, an welcher Stelle oder sogar an welchem Wirbel die weitere Innenwölbung stattgefunden hat.
  Während dieser absichtlichen Hohlkreuzerfahrung schiebt sich die Brust fast immer nach vorn und oben zugleich, als kompensatorische Ausgleichsbewegung.
- Danach drückt der Sitzende *an der tiefsten Hohlkreuzstelle* seine Wirbel(säule) gegen die immer noch sanften Druck ausübende Hand des Begleiters, aber *sehr langsam und bewußt*, so daß sich sein Lendenwirbelbereich in eine aufrechte Idealhaltung begeben kann oder sich ihr zumindest mehr annähert als zuvor.
- *Gleichzeitig* halten beider Partner Hände auf dem Brustbein den Brustraum des Sitzenden oben und »geöffnet«. Der Begleiter kann feststellen, ob der Übende mit dessen eigener Hand auf der seinen wirklich »mitmacht« und hilft, den Brustraum geöffnet und aufrecht zu lassen, oder ob er dem Impuls folgt, beim Herausdrücken der Hohlkreuzwirbel in der Brust einzusacken und vielleicht auch die Schultern dabei nach vorn zu nehmen.
- Ein erfahrener Alta Major-Berater wird dem Übenden die Gelegenheit geben, an seinem eigenen Körper dessen Haltung oder Fehlhaltung abzutasten, und er wird

Übungen zum Erspüren des Kreuzbereichs

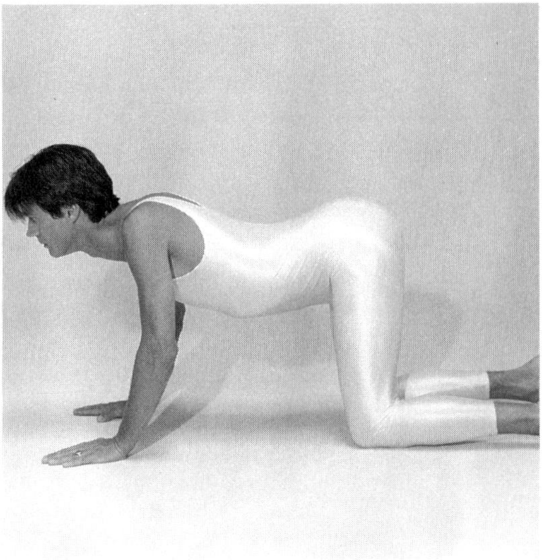

Abb. 63: Wir beginnen die »Übung auf allen Vieren« damit, uns *ohne* Berührung durch unseren Alta Major-Partner auf allen Vieren niederzulassen und ganz allein den Verlauf unserer Wirbelsäule in dieser Haltung zu erspüren.

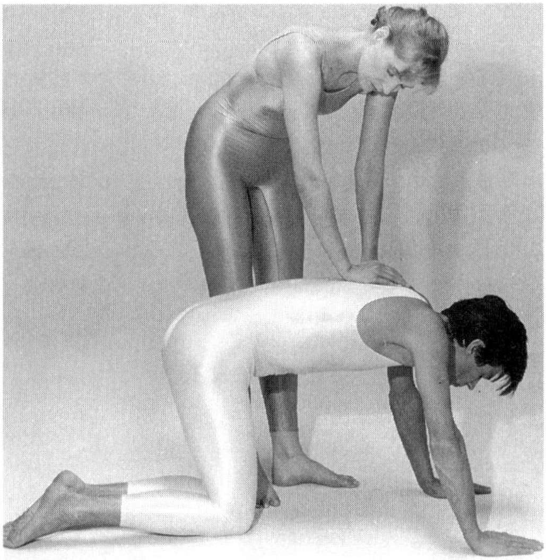

Abb. 64: Der Alta Major-Partner legt beide Hände mit sanftem Druck nacheinander auf verschiedene Wirbelpartien, und ...

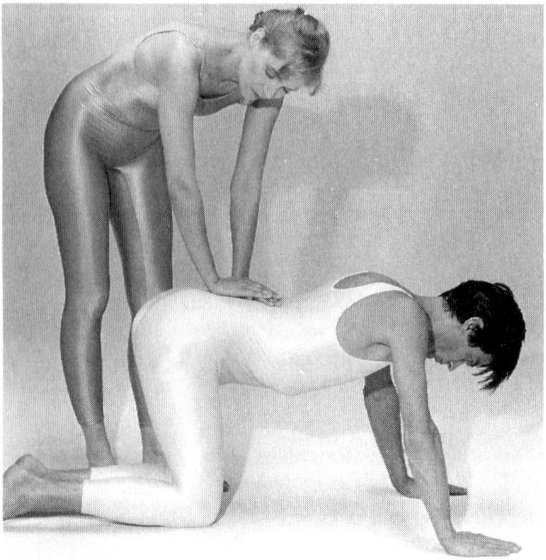

Abb. 65: ...der Übende drückt möglichst gezielt mit dem entsprechenden Wirbel »gegen« die Hände nach oben. Das hilft, sich einzelner Rückenpartien und womöglich sogar einzelner Wirbel sehr bewußt zu werden und ihre Beweglichkeit zu erproben.

ihm auch eine idealere Haltung so spiegeln, daß der Übende die äußeren und inneren Bewegungsabläufe schrittweise erfassen und nachvollziehen kann.

- Aber auch die Übungen mit einem noch nicht ausgebildeten Alta Major-Partner bzw. -Begleiter sind sinnvoll, weil Sie sich natürlich auch gegenseitig bereits sehr wertvolle Unterstützung geben können, gegenseitig an sich besondere Haltungsmerkmale erkennen werden und gemeinsam meist schneller und besser als allein auf Möglichkeiten stoßen, Ihre Haltung innerlich und äußerlich zu verbessern.

Übung auf allen vieren

Es geht bei dieser Übung um eine leicht nachvollziehbare Weise der Bewußtseins- und Bewegungslenkung. Ein Partner ist auf allen vieren am Boden, der andere beugt sich seitlich zu ihm hinunter.

- Der Begleiter legt nun nacheinander beide Hände übereinander auf verschiedene Wirbelpartien oder Einzelwirbel, von der Lendenwirbelsäule angefangen bis hinauf zum Schultergürtel.
- Zunächst gibt die Wirbelsäule des Übenden dem sanften Druck der Hände nur direkt darunter nach unten nach, so weit einem das ohne Schwierigkeiten möglich ist.
- Nun verstärkt der Begleiter den Druck ein wenig, um es dem Übenden zu erleichtern, die berührte Stelle der Wirbelsäule innerlich und äußerlich zu finden und nur an ihr mit Gegendruck gegen die Hände nach oben zu kommen, so weit dies ohne Schwierigkeiten möglich ist.
- Zum Abschluß setzt sich der Übende in eine aufrechte Haltung auf seine Fersen; der Begleiter legt seine linke Hand wieder auf die Brustbeinmitte und seine rechte zwischen die Schulterblätter.

Bei dieser Übung wie bei allen anderen kann wieder gewechselt werden. Übersehen Sie bitte nicht, daß *immer beide Partner üben!* Auch der Begleiter kann seine Augen geschlossen halten, um innen zu spüren!

Übungen im Stehen

Diese Übung wird Ihnen helfen, die Zusammenhänge zwischen Ihrer aufrechten Haltung und der Haltung Ihrer Beine und Knie zu erfassen. Der Körper wird im Stehen ja von den Beinen getragen, so daß unsere Beinhaltung natürlich auch einen Einfluß auf die Haltung unseres Rumpfes ausübt. Eine richtige Beinhaltung wird unsere richtige Aufrichtung möglich machen, eine falsche Beinhaltung kann zu Beschwerden führen. Durchgedrückte Knie führen zum Beispiel unwillkürlich zum Hohlkreuz. Beide Partner sollten die Augen geschlossen halten.

- Der Übende steht in seiner Normalhaltung. Der Begleiter kniet *seitlich* von ihm am Boden und hält seine linke Hand *ohne* Druck oder Zug auf das linke Knie. Unser Modell kniet seitlich versetzt hinter dem Übenden, damit die Handhaltung sichtbar bleibt. Die rechte Hand liegt in der Wölbung der Lendenwirbelsäule auf.
- Beide begreifen bzw. erspüren bewußt, wie die Gesamthaltung ist und welche Form dabei Beine, Knie, Beckenstellung, Lendenwirbelsäule, Brustwirbelsäule, Hals und Kopf einnehmen.
- Der Übende geht dann etwas in die Knie, während der Begleiter und der Übende sehr aufmerksam erkunden, ob und evtl. was sich durch die Veränderung der Kniehaltung an der Haltung der Lendenwirbelsäule verändert. Im Regelfall wird ein gewisser Ausgleich eines etwa vorhandenen Hohlkreuzes zu beobachten sein.
- Danach geht der Übende relativ rasch wieder so nach oben, daß er die Knie sogar durchdrückt, natürlich ohne Gewalt.

Die Hände des Begleiters bleiben, wo sie waren. Beide registrieren wieder, was sich nun ergibt, also welche Wirkungen durchgedrückte Knie im Stehen für die Gesamthaltung haben. Es entsteht ein Knick im Übergang vom Kreuzbein zur Lendenwirbelsäule, das Becken kippt nach vorn und unten und zieht die untere Lendenwirbelsäule nach unten; die Folgen sind ein extremes Hohlkreuz und ein »Entenpo«. Bei vielen Menschen werden durch diese Fehlhaltung Bandscheibenschäden verursacht. Und noch mehr Menschen

Übungen, um den Einfluß der Bein- und Kniehaltung auf die Rückenhaltung zu erspüren

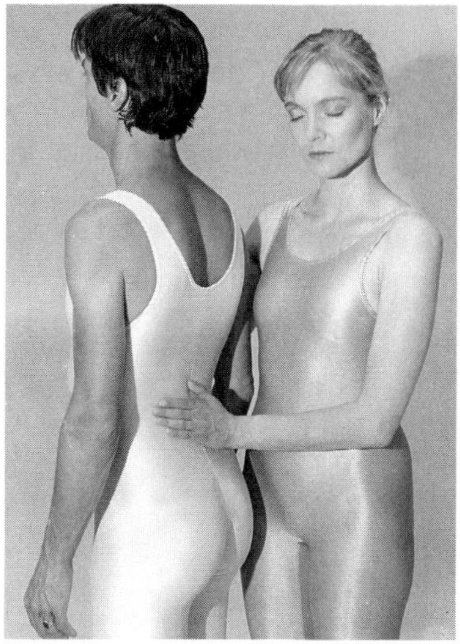

Abb. 66: Während der »Hohlkreuzübungen« stehen beide Partner.

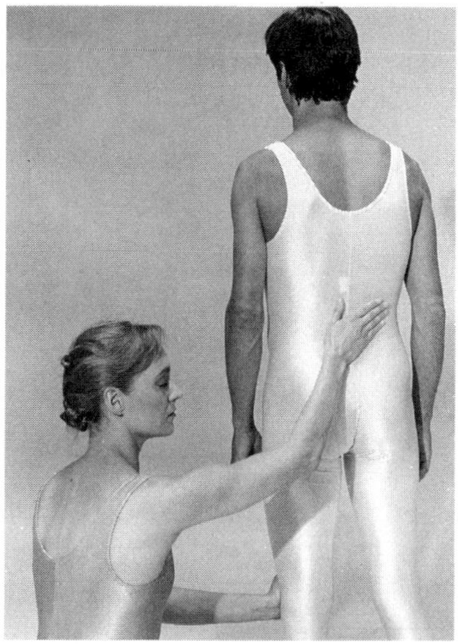

Abb. 67: Ein Partner steht so aufrecht wie möglich, der andere kniet neben ihm und hält eine Hand auf den »Hohlkreuzbereich«, während die andere auf dem linken Knie des stehenden Partners liegt; beide registrieren aufmerksam die Körperhaltung des Übenden.

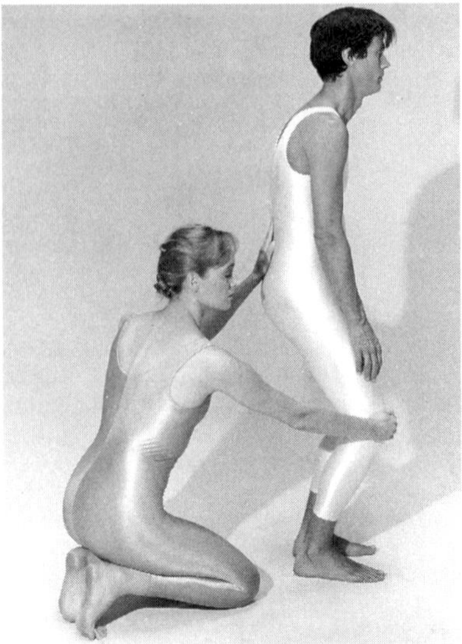

Abb. 68: Nun geht der stehende Partner deutlich in die Knie, während sich beide auf die Veränderung der Wirbelsäule dort konzentrieren, wo die Hand aufliegt: Wahrscheinlich wird sich ein »flacherer« Verlauf der zuvor dort leicht geschwungenen Wirbelsäule einstellen.

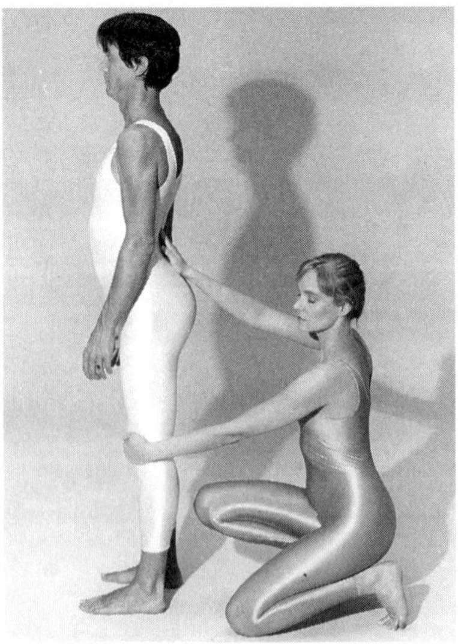

Abb. 69: Als Kontrast dazu drückt der Übende nun beide Knie deutlich durch – natürlich nicht über die persönliche Schmerzgrenze hinaus; wieder registrieren beide Partner die nun sicher eindeutige Hohlkreuzbildung.

sind sich gar nicht dessen bewußt, daß sie oft mit durchgedrückten Knien stehen.

Durchgedrückte Knie zeigen entweder eine übertrieben »stramme Haltung« oder das falsch angesetzte Bemühen um Aufrichtung an. Die Bedeutung der richtigen Bein-, Knie- und Fußhaltung zu erkennen könnte viele Operationen überflüssig machen bzw. nach bereits erfolgten Operationen die Nachsorge verbessern und erneute Folgebeschwerden verhindern. Falsche Körperhaltung kann zu einer falschen Fußhaltung führen und umgekehrt. Aber jede etwa momentan bestehende Fehlhaltung sollte nie als unabänderlich angesehen werden. Die Alta Major-Methode zeigt, daß immer Veränderungschancen bestehen.*

- Jetzt erhebt sich der Begleiter, während der Übende eine lockere aufrechte Haltung einnimmt. Die Knie sollten weder durchgedrückt noch gebeugt sein.
- Erneut erspüren beide eine eher etwas verstärkte Hohlkreuzhaltung. Der Begleiter hat eine Hand auf die Brustbeinmitte gelegt und die andere in die Lendenwirbelsäule, an deren tiefste Stelle.
- Nun »drückt« der Übende seine Lendenwirbelsäule in eine nur noch leicht geschwungene Form und findet die eigene innere Balance, sowohl an dieser Stelle der Wirbelsäule wie im Stand auf den Beinen und auch in der Brust- und Halswirbelsäule und der Kopfhaltung.

Wechseln Sie wieder die Rollen des Übenden und des Begleiters.

Nach einiger Übung können Sie sich in Ihrer Aufrichtung im Stehen und Sitzen später selbst kontrollieren, indem Sie eine Hand auf die Brustmitte legen, um die Aufrichtung und Öffnung des Brustraums nach oben zu *halten*, und mit der anderen Hand, mit Handfläche oder Faust, die Partnerhand im Kreuz ersetzen.

* Vgl. dazu: Divo Köppen-Weber: Du bist der neue Mensch! S. 78ff.

4
Alta Major-Übungen mit Rolle und Kissen

Zwei Hilfsmittel haben sich für die Alta Major-Übungen sehr bewährt: die Alta Major-Rolle und das Alta Major-Kissen.* Beide sind von der Autorin in langjähriger Praxis entwickelt worden, um vor allem Einzelübenden die Gelegenheit zu geben, unabhängig von einem Partner oder Alta Major-Begleiter üben und am eigenen Körper »forschen« zu können.

Für beide Hilfsmittel gilt, daß sie unser Bewußtsein auf jene Stelle oder Körperpartie lenken, an der sie zum Einsatz kommen. Alta Major ist ja vor allem eine Methode zur Erforschung unseres Körperzustands und -gefühls. Besonderer Wert wird auf den Vergleich des jeweiligen Ist-Zustands an einem bestimmten Punkt oder in einer ganzen Haltungslinie gelegt im Verhältnis zu der natürlichen Körpergestalt, wie wir sie mit unserer inneren Formintelligenz erfassen können.

Holzrolle und Seidenkissen helfen, Unterschiede und Veränderungen von Energiephänomenen wahrzunehmen. Das wiederum bewirkt die weitere bewußte Entwicklung unserer selbst vom derzeitigen Ist-Zustand zur Verwirklichung der Vision *unserer* Vollkommenheit.

Die Holzrolle stellt eine Weiterentwicklung allseits bekannter chinesischer »Kreislaufrollen« und westlicher »Massagerollen« dar. Während diese aber nur entweder zur Stimulierung des Kreislaufs durch Rückenrollen *oder* zur Anregung und Massage der Füße geeignet sind, verbindet die Alta Major-Rolle mehrere Funktionen miteinander. Es gibt zwei Alta Major-Rollen für unterschiedlich dimensionierte Rücken und Füße.

Bei der Alta Major-Rolle ersetzen die beiden »Höcker« links und rechts neben der Vertiefung in der Mitte der Rolle die Hände des Therapeuten, die sonst Spannungen und Energieballungen auflösen. Die Vertiefung läßt die ja von der Wirbelsäule herausragenden Dornfortsätze sicher und geschützt wie in einer Mulde liegen. Die sich verjüngenden Enden der Alta Major-Rolle übernehmen die Funktion einer

* Die spezielle Alta Major-Rolle und das mit Quarzsand gefüllte Alta Major-Kissen können Sie direkt beziehen. Nähere Information entnehmen Sie bitte dem Anhang S. 164.

Übungen mit der Alta Major-Holzrolle – allein und mit Partner

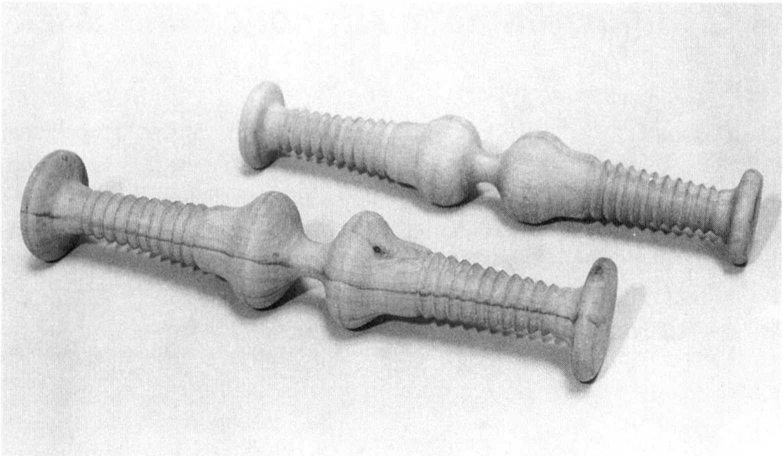

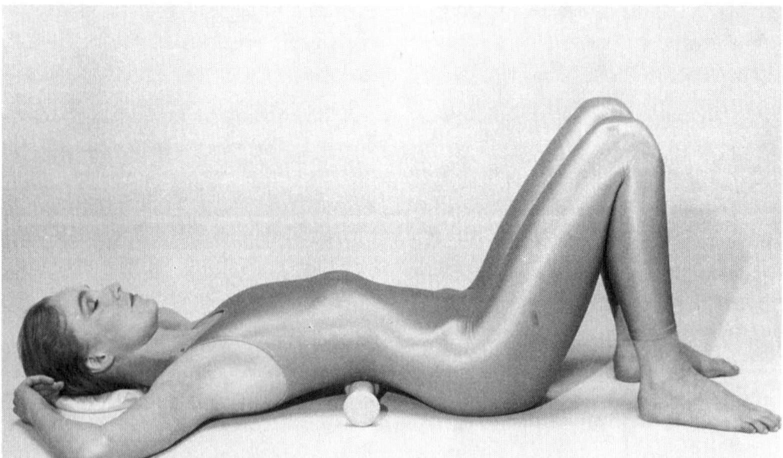

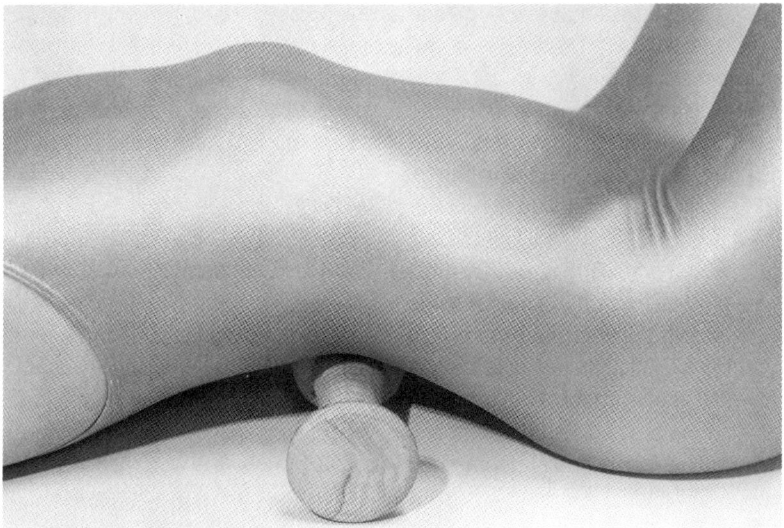

Abb. 70 (links oben): Es gibt zwei Alta Major-Rollen für unterschiedlich dimensionierte Rücken und Füße.

Abb. 71 (links unten): Erspüren der »Da wo's-Punkte«. Achtung: *Sie* selbst bestimmen mit Ihrem Druck auf die Rolle, wie tief die Erfahrung ist – legen Sie sich auf eine *weiche* Unterlage!

Abb. 72 (oben): Ziehen Sie sich durch Vortasten der Füße mit dem ganzen Körper langsam in Richtung Fußende, so daß die Rolle vom Lendenwirbelbereich in Richtung der oberen Brustwirbelsäule geschoben wird.

Abb. 73 (rechts): Abwechselnde Alta Major-Fußreflexzonenmassage und ...

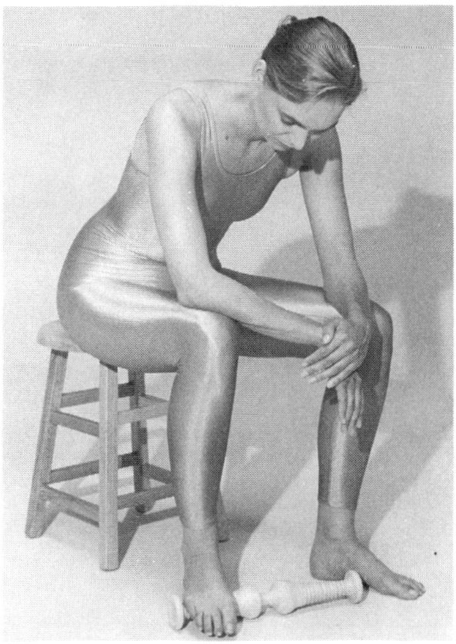

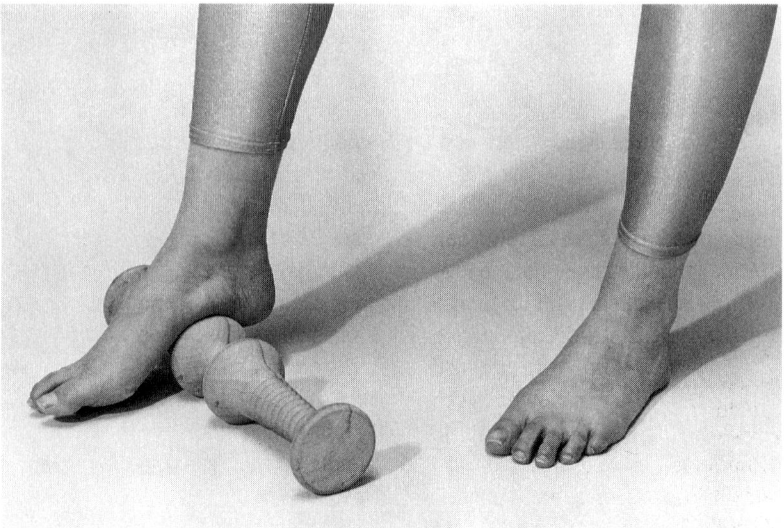

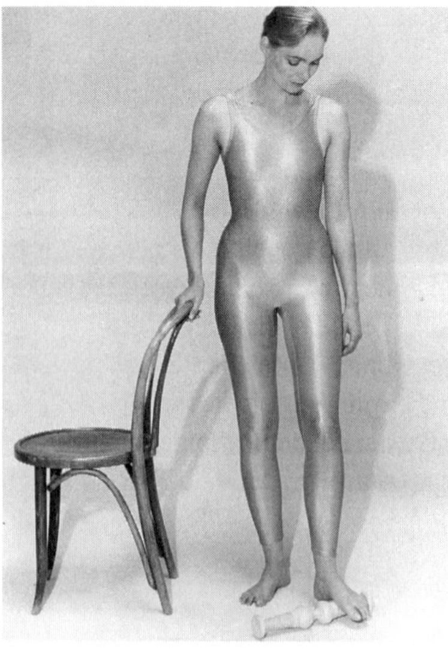

Abb. 74 (oben): ... Erspüren der Wirbelsäulenlinie in der Wölbung des Innenristes.

Abb. 75: Variation der Fußübungen mit der Rolle im Stehen.

Abb. 76: Erspüren der »Da wo's-Punkte« mit Hilfe eines Partners: Jetzt stützen keine Kissen den Kopf ab, sondern die Hände des Alta Major-Partners halten den Kopf und dehnen gleichzeitig die Halswirbelsäule ganz sanft, während der Übende sich wieder durch Bewegung der Füße mit dem Körper in Richtung Fußende bewegt und die Rolle dadurch höher »rutscht«.

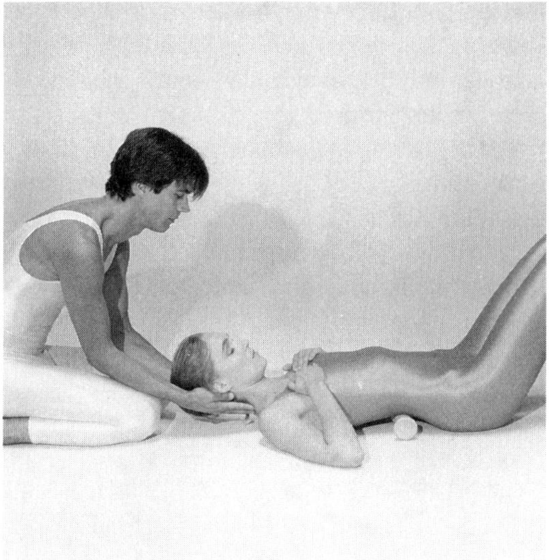

Abb. 77: Wenn man an einem solchen »Da wo's-Punkt« angelangt ist, läßt der Partner eine Hand unter dem Kopf und legt die andere sanft spiegelbildlich auf jenen Punkt auf der Brustmitte, der dem Auflagepunkt der Rolle gerade entspricht. Dadurch kann der im Liegen Übende noch ganzheitlicher – nicht nur äußerlich, sondern auch innerlich – spüren, was hinter diesem »Da wo's-Punkt« steckt.

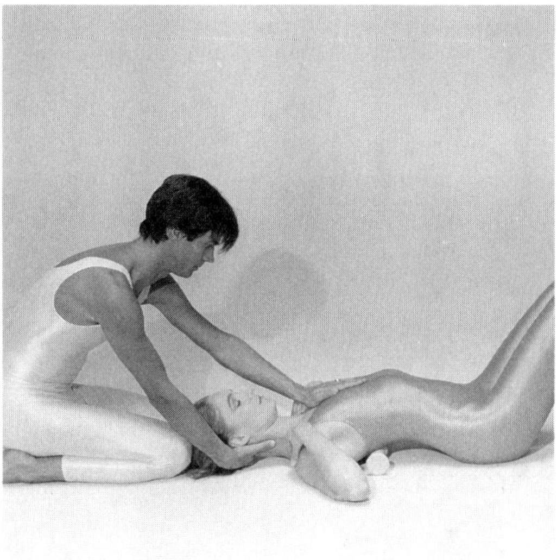

Massagerolle für die Füße, wobei die Wölbung des Innenristes des Fußes – an der sich bekanntlich die Wirbelsäule reflektorisch spiegelt! – am Rande der Höcker in der Mitte geführt wird.

Das mit Quarzsand gefüllte Seidenkissen im Doppelbezug übernimmt die Funktion einer mit sanftem Druck aufgelegten Hand und regt dadurch den Körper zur bewußten, leichten Gegenbewegung an, wo dies notwendig ist. Zudem dient es bei Übungen im Liegen als Unterlage und Stütze für den Kopf, so daß der Hals natürlich gestreckt wird.

Es folgen jeweils drei Übungsvorschläge für Alta Major-Rolle und Alta Major-Kissen und eine Übung für die Rolle mit einem Partner.

Übung mit Rolle im Liegen – allein

Erspüren der »Da wo's-Punkte«

In dieser Übung wird die Rolle punktweise vom unteren Bereich der Brustwirbelsäule bis auf die Höhe des Nackenansatzes heraufgeführt, um besondere Spannungen oder Energieballungen in den Muskelsträngen entlang der jeweiligen Wirbelsäulenabschnitte aufzuspüren und lösen zu können. Aufgelöste Ballungen können Energien freisetzen, die den entsprechenden Organen und Körperpartien zufließen können. Auch psychische Energien werden unter Umständen frei, die für eine veränderte Lebenshaltung genutzt werden können.

Lassen Sie sich genug Zeit für die Übungen mit der Rolle, und wiederholen Sie sie so oft, bis Sie die »Da wo's-Punkte« – da wo es etwas zu entdekken gibt und deshalb weh tut – entlang Ihrer Wirbelsäule kennengelernt haben. Es kommt vor, daß diese Punkte im Verlauf der Zeit wandern und damit einen Hinweis auf sich verändernde Lebensthemen und -herausforderungen vermitteln.

Bevor Sie diese Übung durchführen, lassen Sie sich bitte von einer kompetenten, in der Heilkunde beruflich tätigen Person beraten, ob eventuell Kontraindikationen bei Ihnen vorliegen. Falls Sie mit bestimmten Leiden zu tun haben, zum Beispiel einer kürzlich erfolgten Operation, einem Tumor oder einem entzündlichen Prozeß, Herz- oder Lungenbeschwerden, Bandscheibenschäden, Verletzungen innerer Organe oder anderen ernstzunehmenden gesundheitlichen Einschränkungen, sollten Sie die folgende Übung keinesfalls durchführen!

- Legen Sie sich auf den Rücken, auf eine Matte, eine Decke, einen Teppich oder auf Ihr Bett. Die Unterlage bestimmt mit, als wie weich oder hart Sie die Rolle empfinden. Dasselbe gilt, wenn Sie mit oder ohne Kleidung auf der Rolle üben. Am Anfang ist eine eher weiche Unterlage angezeigt!
- Unter Ihren Kopf legen Sie ein oder zwei Alta Major-Kissen, so daß Ihr Nacken sanft gestreckt wie eine Brücke über den Boden führt.
- Sie halten die Knie angewinkelt zusammen, während die Unterschenkel und Füße leicht auseinanderstehen.

  Ihre Augen sind geschlossen.

- Nun heben Sie Ihr Kreuz und Becken genügend an, um die Alta Major-Rolle dort unter die Brustwirbelsäule zu setzen, wo der Brustkorb beginnt, so daß die Vertiefung in der Mitte der Rolle in die Mitte Ihrer Wirbelsäule gelangt.
- Dann senken Sie behutsam Ihr Becken auf den Boden, wobei Sie den Druck der Höcker auf die Muskelstränge links und rechts der Wirbelsäule spüren werden. Auf ganz natürliche Weise wird sich Ihre Brustwirbelsäule etwas nach oben wölben.
- Mit dem Ausatmen lassen Sie nun mehr und mehr Ihr Gewicht auf die Rolle sinken – so weit es Ihnen möglich bzw. *angenehm* ist. **Wenn es Ihnen zu weh tut und da Sie jetzt ja allein, ohne heilkundliche Aufsicht, üben, dann mildern Sie den Druck bzw. hören mit der Übung auf oder bereiten sich eine weichere Unterlage (Decke, Matte oder auch Bett).** Die Arbeit mit der Alta Major-Rolle gibt uns die Chance, verborgene Energieblokkaden in Muskelsträngen aufzuspüren, so daß es ruhig auch einmal ein bißchen weh tun darf. Sie sollen sich aber bei der Übung nicht unwohl fühlen.
- Spüren Sie bewußt nach, nehmen Sie wahr, was sich körperlich, vielleicht auch psychisch, ereignet und was und wie Sie sich dabei empfinden. Beobachten Sie, wie der Schmerz sich im Laufe der Zeit wandelt in Druck, Wärme o. ä.
- Rutschen Sie dann zentimeterweise mit den Füßen nach unten und ziehen Sie den Körper nach, damit die Rolle allmählich immer ein Stückchen weiter nach oben wandert – bis zum Nackenansatz.
- Zum Schluß der Übung nehmen Sie die Rolle ganz heraus, bleiben am Boden mit angezogenen Beinen liegen und beobachten, welche Körperteile, -organe oder -partien Ihnen jetzt besonders bewußt sind und welche subtilen Vorgänge im Körper jetzt (noch) stattfinden.
  Sie nehmen sich also Zeit zum Nachspüren und verarbeiten bewußt die Impulse, Gefühle, Reaktionen, Bilder usf., die durch die Arbeit mit der Rolle ausgelöst worden sind.

Im Verlauf der Übung werden Sie sich mit den Füßen immer wieder ein Stückchen weiter in Richtung Füße ziehen und Ihren Körper nachschieben, damit die Rolle zentimeterweise weiter nach oben gelangt.
Jeder Mensch wird an ein oder zwei Punkte der Muskelstränge im Verlauf der Brustwirbelsäule kommen, die

druck- und schmerzempfindlicher als andere sind. Diese Punkte sind *Schlüsselpunkte*, an denen physische und psychische Energien festgehalten werden.

Sie können diese »Knoten« ganz oder teilweise auflösen oder »schmelzen« lassen und deren Energien freisetzen, indem Sie an diesen Punkten *bleiben* und immer tiefer ausatmen, durchaus auch mit einem hörbaren Seufzer. Durch das hörbare Seufzen oder, wenn Sie es wünschen, auch »Schreien« wird die entsprechende Muskelpartie zusätzlich angeregt, Spannungen loszulassen, und wir können natürlich auch psychische Blockaden damit aufzulösen helfen.

Übung mit Rolle im Sitzen – allein

Anregung der Aufrichtekraft über die Füße

In dieser Übung erforschen wir zunächst die Linien, Zonen und Punkte an den Füßen, wir erspüren wiederum Energieknoten, und wir stimulieren und massieren die zahlreichen unterschiedlichen Reflexzonenpunkte*. Die Reflexzonenarbeit der Alta Major-Methode unterscheidet sich indes in einigen wichtigen Punkten von der üblichen Reflexzonentherapie. Dort heilt der Behandler, indem er mit seinen Händen, von »außen«, Spannungen aufspürt und »verreibt« oder »zerdrückt«. Bei Alta Major stellt der Behandler dagegen nur seine Hände zur Verfügung und läßt sich vom Behandelten selbst dorthin am Fuß führen, wohin dieser will. Spannungen bzw. Blockaden werden auch nicht aufgelöst, sondern die dort verhärteten Energien werden freigesetzt, also in den Energiefluß im gesamten Körper und der Psyche wieder »eingespeist« bzw. bewußtgemacht. Schließlich konzentriert sich die Alta Major-Methode am Fuß natürlich hauptsächlich auf die Wirbelsäule, wie sie sich im Fuß spiegelt. Das hier Gesagte gilt auch für unser siebtes Kapitel über noch gezieltere Reflexzonenarbeit.

Diese Arbeit führt – wenn auch zunächst oft nicht unmittelbar nachvollziehbar oder direkt kausal erlebbar – zur Anregung der Aufrichtekräfte für die Haltung über den untersten, erdnächsten Körperteil, die Füße.

Wenn wir unsere gesamte Körperhaltung erforschen und womöglich verändern, natürlich verbessern wollen, mit dem Schwerpunkt auf der von innen kommenden Aufrichtung unserer Wirbelsäule, so hat dies weitreichende Wirkungen und Folgen natürlich auch für die Füße, die unserem Körper ja den Halt am Boden, die Verbindung zur Erde geben sollen.

Dazu müssen sie sowohl fest wie flexibel, sowohl formbewahrend wie offen für Bewegungen sein. Wir müssen also die Kraft unserer Füße entdecken und benutzen. Als Vorstufe dazu ist die Erforschung des Ist-Zustands, die Entwicklung unserer Wahrnehmungs-

* Die Reflexzonenmethode an den Füßen im Rahmen der Alta Major-Methode basiert auf der Reflexzonentherapie, wie sie von den Amerikanern Fitzgerald und Ingham entdeckt, erforscht und formuliert wurde. Die Deutsche Hanne Marquardt hat diese Therapie entscheidend weiterentwickelt und weit über Deutschland hinaus verbreitet.

fähigkeit und »Modulierbarkeit« unserer Füße unerläßlich.

- Setzen Sie sich aufrecht auf einen Hocker, möglichst weit vorn auf der Kante.
- Ein Bein ist das Standbein am Boden, das andere wird mit der Fußfläche auf die seitlichen Rillen der Rolle gelegt. Stützen Sie sich mit einem Ellbogen auf Ihr Knie, um mit Ihrem Gewicht einen Druck ausüben zu können.
  Sie selbst bestimmen, wie schwer Sie Ihr Gewicht auf den Fuß, der sich auf der Rolle befindet, übertragen wollen.
- Nun rollen Sie langsam mit dem Fuß über die Rolle und erspüren die unterschiedlichen Empfindungen in jedem möglichst kleinen Abschnitt. Vergessen Sie dabei nicht die Ferse und die Zehenballen.
  Das dient u. a. dazu, bewußten Kontakt zum Fuß aufzunehmen, den Fuß an die Rolle zu gewöhnen, die gesamte Streckung und Muskelkraft im Fuß zu fördern, ihn für Bewegungen zu öffnen und die diversen Reflexzonen zu stimulieren.
- Wechseln Sie dann Spielbein und Standbein.
- Als nächsten Schritt erforschen wir die Spiegelung unserer Wirbelsäulenlinie. Ein Bein dient immer noch als Standbein und ist in Bodenfühlung, das andere wird so auf die Rolle gestellt, daß die Wölbung des Innenristes mit der »Wirbelsäulenlinie« an der Rundung des Höckers gut anliegt.
- Dann rollen Sie mit Ihrem Fuß millimeterweise von einem Punkt zum anderen, bis Sie die Strecke zwischen dem Ballen Ihres großen Zehs und der Ferse erforscht haben.
- Danach wechseln Sie Standbein und Spielbein und erfahren das gleiche am anderen Fuß.
- Zum Schluß stellen Sie beide Füße auf die Rolle und drücken mit den auf den Knien aufgestützten Ellbogen das Körpergewicht über die Füße auf die Rolle.

Denken Sie bitte daran, immer wieder innezuhalten, um Ihren Empfindungen nachzuspüren und diese zu erinnern, damit sie als Aufrichteimpulse in Ihrer gesamten Haltung wirksam werden können.

Übung mit Rolle im Stehen – allein

Anregung der Aufrichtekraft über die Füße

Dieselben Übungen, die im Sitzen vollzogen werden, können auch im Stehen gemacht werden. Durch Gewichtsverlagerung vom Standbein auf das Spielbein, welches auf der Rolle abgestellt wird, lassen sich die Intensität der Erfahrung und die Tiefe des Eindrucks verstärken, ebenso die Verwurzelung und das Wachstum nach oben, so daß der gesamte Körper eine Streckung erfährt, die er mehr und mehr auch halten kann.

Übung mit Rolle im Liegen – mit Partner

Erspüren der »Da wo's-Punkte« mit Streckung der Wirbelsäule

Es handelt sich hierbei um eine Übung, die der ersten sehr ähnlich ist. Der bedeutsame Unterschied besteht bei dieser Übungsform *mit* einem Partner darin, daß dieser durch sanftes »Ziehen« des Kopfes, den er in seinen Händen hält, die Wirbelsäule des Übenden etwas mehr streckt, als dies beim Allein-Üben möglich ist. Wenn der Übende nun seinerseits in Richtung Fußende vorrutscht, damit die Rolle weiter nach oben wandert, ergibt sich eine gegenläufige Bewegung zwischen seinem Nach-unten-Rutschen und dem sanften Zug des Partners.

Die folgende Streckung führt dazu, daß die Erlebnistiefe und damit die Erforschung der Wirbelsäulenpunkte bzw. der in den jeweiligen Muskelpartien festgehaltenen Energien intensiver werden kann.

Die Übung folgt prinzipiell demselben Ablauf wie die erste.

- Der Übende legt sich mit dem Rükken flach auf den Boden. Die Knie sind angewinkelt und zusammen, die Unterschenkel und Füße leicht auseinander, die Augen sind geschlossen.
- Kissen unter dem Kopf werden jetzt *nicht* benutzt. Der Partner setzt sich im Schneidersitz hinter

den Übenden und hält dessen Kopf mit beiden Händen.
Der Schädelansatz ruht auf den schalenförmig gewölbten Fingerspitzen.

- Nun wird die Rolle dort unter die Brustwirbelsäule gelegt, wo der Brustkorb endet, der Übende läßt sich mehr und mehr darauf niedersinken und atmet hörbar aus.
- Zentimeterweise rutscht der Übende nun Schritt für Schritt langsam nach unten, während der Partner dessen Kopf weiter behutsam in seinen Händen hält. Der Hals soll dabei weder einfallen noch überdehnt werden – der Übende behält die Kontrolle, indem er dem Partner etwa unangenehme Empfindungen mitteilt und dieser darauf sofort eingeht!
- Wenn der Übende an einen »Da wo's-Punkt« kommt, kann der Partner *eine* Hand unter seinem Kopf lassen, während er die *andere* Hand dort auf jenen Punkt in der Mitte der Brust legt, welcher dem »Da wo's-Punkt« unten an der Wirbelsäule spiegelbildlich entspricht.
  Das kann dem Übenden helfen, sich dieses Punktes und seines Bezugs zum Innenbereich im Brustkorb bewußt zu werden.
- Die Übung wird wieder mit einem wachen Hineinspüren abgeschlossen, nachdem die Rolle am Nacken »angekommen« ist und dann herausgenommen wurde.

Es geht in der Alta Major-Methode darum, sanft und aus eigenen Stücken zu erforschen und wo nötig zu verwandeln und zu verändern. Deshalb sollte man Übungen mit der Rolle auf jeden Fall langsam, »Stück für Stück«, sensibel und behutsam durchführen. Die Holzrolle gibt nicht nach – anders als die Hände eines Partners – und darf deshalb nicht als »Folterwerkzeug«, »Nudelrolle« oder Instrument zur vermeintlich schnellen Gewaltkur mißbraucht werden!
Spannungen und Energieballungen sowie Knoten haben ja meistens nicht nur äußere, sondern vor allem innere, emotionale und seelische Ursachen. Solche Ursachen wollen zunächst einmal sorgsam aufgespürt und dann liebevoll behandelt werden. Die Be*hand*lung – darin steckt das Wort Hand – sollte nicht zu neuen Schocks für den Menschen, seinen Körper, die Wirbelsäule und seine Lebens-Haltung führen, sondern zu einer freien, nicht erzwungenen Neuorientierung, aus der eine natürliche Wandlung erfolgen kann.

Übungen mit Kissen im Liegen – allein

Erweiterung des Herzraums – Dehnung des Halses – Erdung

Diese Übungsfolge in vier Schritten hilft, unseren Brustbereich auf natürliche Weise weiter zu öffnen, etwa vorgezogene Schultern und Schulterblätter aus ihrer Spannung zu befreien, den Nacken zu dehnen und damit den Kopf zu einer aufrechten statt vorgestreckten Haltung zu führen und sich über die Füße zu erden. Ein erweiterter Brustraum=Herzraum läßt uns neue, stärkere Lebensenergien erleben und macht uns frei, diese durch uns wirken zu lassen. Damit wird eine neue Kraftquelle erschlossen, und wir werden möglicherweise auch neue Perspektiven einer überpersönlichen, spirituellen Liebe in uns für Mitmenschen, die Schöpfung, die Schöpferkraft und uns selbst entdecken.

Die Alta Major-Kissen dienen teilweise dazu, den sanften Druck von Händen zu ersetzen, der den Körper an seine natürliche Haltung erinnert, und teilweise dazu, um sich »gegen« das Kissen aufzurichten.

- Sie legen sich flach auf den Rükken, mit angezogenen Beinen, Augen geschlossen.
- Atmen Sie nun mehrere Male langsam und tief in die Lungen – nicht ins Zwerchfell, also Brustatmung, nicht Bauchatmung – ein und aus, lassen Sie nach der Ausatmung eine kleine Pause entstehen, wenn Ihnen dies angenehm ist. Beobachten Sie, wie weit und »hoch« sich Ihr Brustraum bei der Einatmung wölbt, *ohne* daß Sie irgend etwas an Ihrer Atmung forcieren!
- Nun legen Sie sich ein Alta Major-Seidenkissen auf die Mitte des Brustbeins.
  Atmen Sie wieder etliche Male langsam ein und aus und versuchen Sie in bzw. unter das Kissen zu atmen. Beobachten Sie, wie weit und hoch sich Ihr Brustraum *jetzt* bei der Einatmung wölbt.
- Nehmen Sie das Kissen wieder vom Brustbein und spüren Sie – mit weiter geschlossenen Augen – in die Haltung Ihrer Schultern hinein. Liegen Ihre Schultern flach am Boden, oder sind sie mehr oder weniger nach vorn geschoben oder nach vorn gezogen? Stehen Ihre Schulterblätter etwas hervor, so daß Sie keine ganz flache Rückenhaftung mit dem Boden spüren?

Übungen mit dem quarzsandgefüllten Alta Major-Kissen

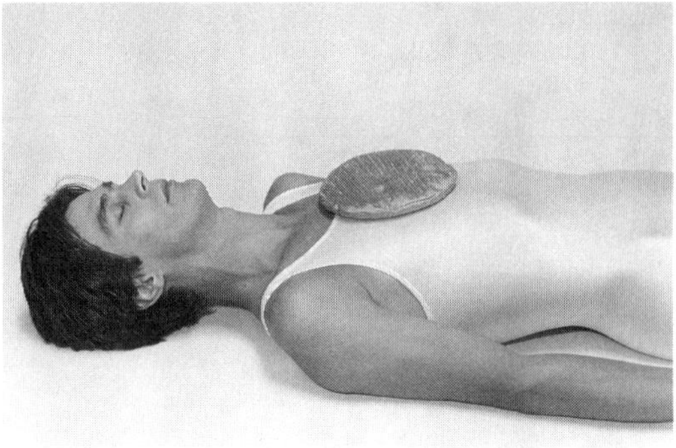

Abb. 78: Lassen Sie das Gewicht des Kissens auf Ihren Brustkorb beim Ausatmen »drücken«, und...

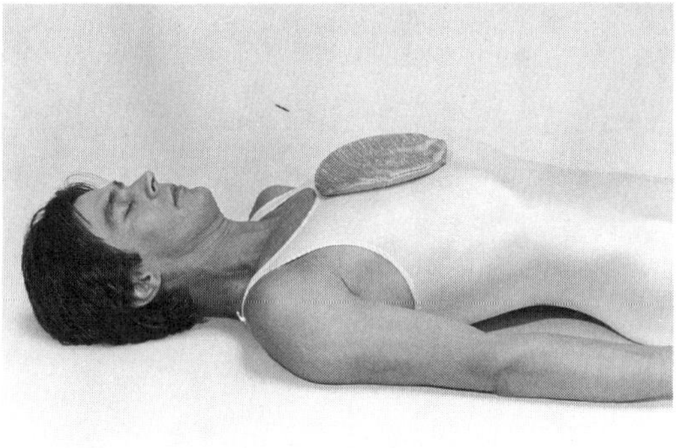

Abb. 79: ...»drücken« Sie dann beim Einatmen bewußt gegen das Kissen nach oben. Registrieren Sie, inwieweit sich Ihr Brustraum jetzt weitet.

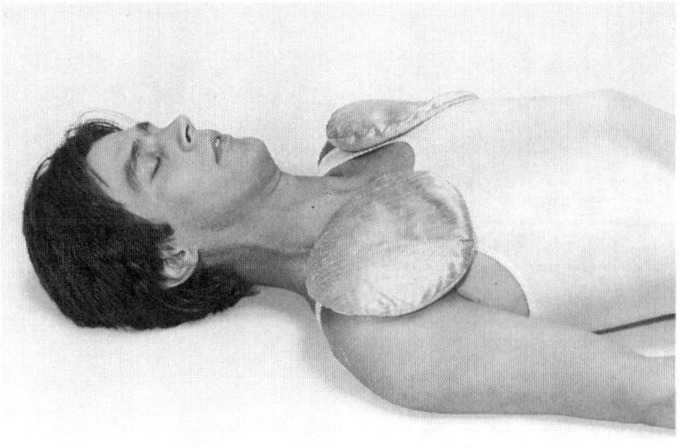

Abb. 80: Legen Sie zwei Kissen auf Ihre Schultern, und benutzen Sie das Gewicht der Kissen als sanften Impuls, Ihre Schulter*blätter* gerader (= aufrechter) an den Boden zu legen.

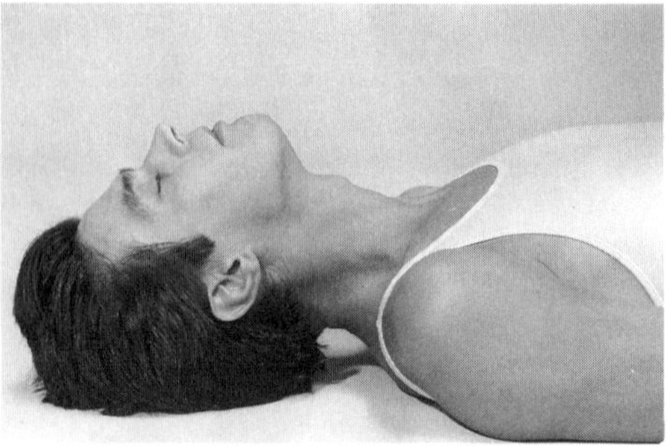

Abb. 81: Eine typische »Fehlhaltung« im Liegen: Der »Knick« im Hals ist sehr ausgeprägt, das Kinn wird vorgereckt, und die Stirn kippt gleichzeitig sozusagen nach hinten.

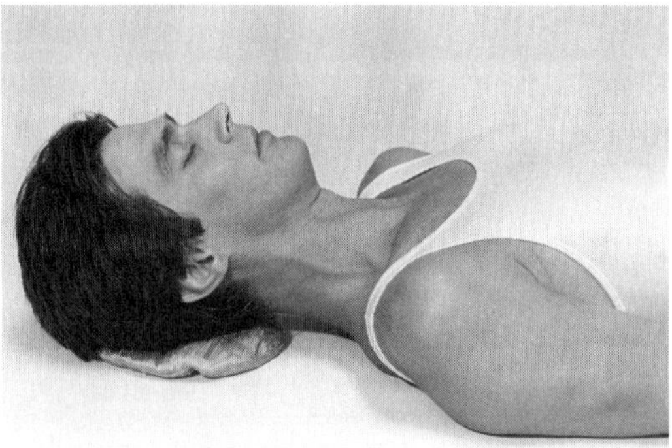

Abb. 82: Mit dem quarzsandgefüllten Alta Major-Kissen unter dem Hinterkopf erfährt die Halswirbelsäule eine natürliche Dehnung, das Kinn wird zurückgenommen und die Stirn gerade gerichtet.

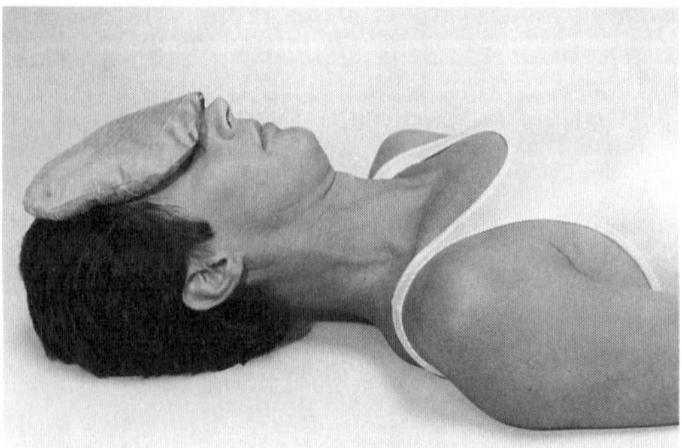

Abb. 83: Diesen Effekt der bewußten Geraderichtung der Stirn kann man auch mit einem Kissen auf der Stirn als wirkungsvollem Impulsgeber erzielen.

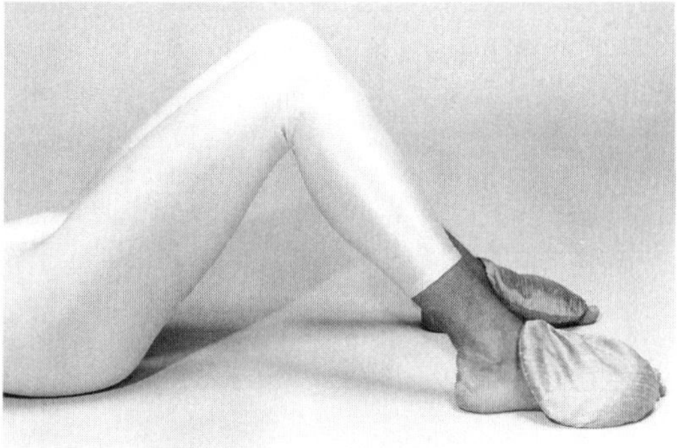

Abb. 84: »Erden« des Körpers mit zwei Alta Major-Kissen auf den Füßen.

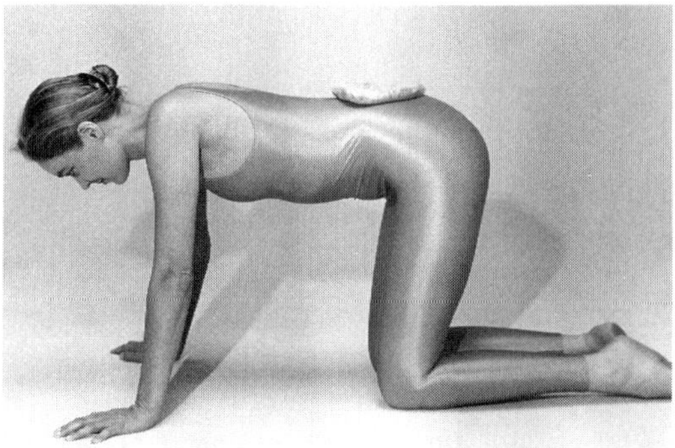

Abb. 85: Erspüren des Wirbelsäulenverlaufs auf allen Vieren. Man »drückt« jeweils gezielt nach oben (= gegen) das Kissen an genau der Wirbelpartie, auf welcher das Kissen aufliegt, zum Beispiel im Kreuzbereich...

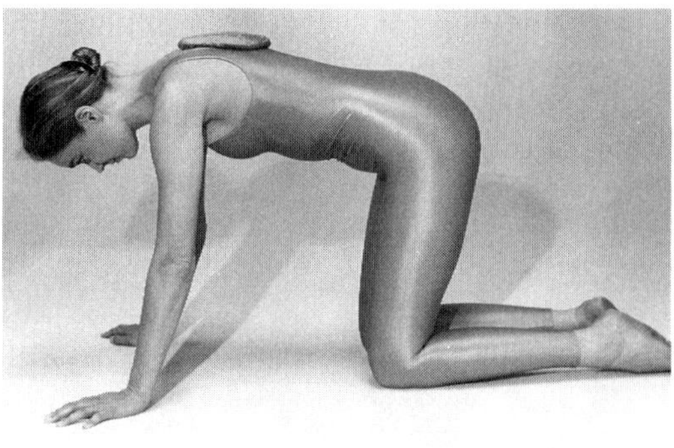

Abb. 86: ...oder im oberen Brustwirbelbereich.

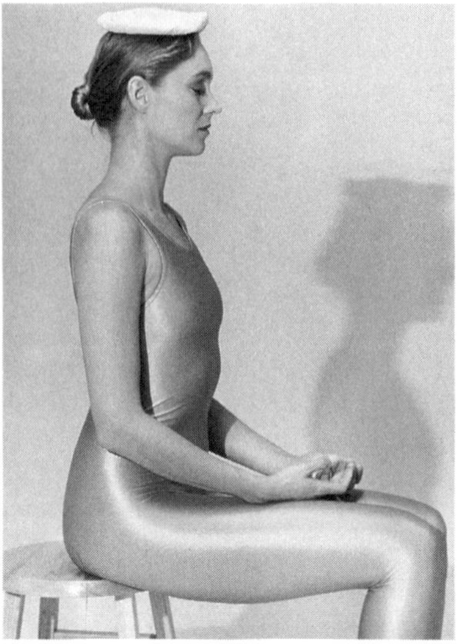

Abb. 87: Das Spezialkissen auf der Mitte des Kopfes veranlaßt den Übenden, seine Haltung sehr bewußt aufzurichten.

Verändern Sie jetzt nichts und forcieren Sie nichts. Es geht nur darum, den Ist-Zustand zu erspüren.

- Legen Sie sich dann jeweils ein Kissen auf Ihre Schultergelenke. Erspüren Sie, ob Ihr Körper jetzt das Bestreben hat, dem leichten Gewicht und damit Druck nach unten durch die Kissen nachzugeben und sich flacher an den Boden zu schmiegen.
- Nehmen Sie die beiden Kissen wieder fort und registrieren Sie, in welcher Haltung sich Ihr Hals befindet. Wie flach oder hoch wölbt er sich über dem Boden, spüren Sie irgendwo einen Knick?
- Legen Sie sich jetzt ein oder zwei Kissen unter Ihren Schädelansatz (die Region Ihres Alta Major-Punktes), so daß sich Ihr Kopf leicht nach hinten schiebt und Ihren Hals stärker dehnt, als zuvor ohne Kissen. Spüren Sie in sich hinein, um die Veränderung Ihrer Nacken- und Halshaltung zu begreifen und sich daran zu erinnern.
- Lassen Sie das Kissen unter Ihrem Schädelansatz, um Ihren Hals gedehnt zu lassen und legen Sie sich nun jeweils ein Kissen auf Ihre Füße, um die Verbindung zum Boden und eine »Erdung« bewußt zu erfassen.

- Wenn Sie in den Übungen fortgeschritten sind und mehrere Alta Major-Kissen zur Verfügung haben, können Sie den ganzen Übungszyklus auch so durchführen, daß Sie die Kissen an den jeweiligen Stellen liegen lassen. Am Schluß der Übung sind Sie dann in der Lage, ganzheitlicher zu erfahren, wie Ihr Körper unter dem leicht spürbaren Gewicht der Kissen seine Haltung einstellt. Die Kissenübungen werden Ihnen auch helfen, sich an verschiedene Haltungen zu erinnern, die Sie bei der Berührung durch die Hände von Alta Major-Beratern erfahren haben.

Wenn Sie zwei Kissen spiegelbildlich auf die gleichen Körperstellen legen, zum Beispiel beidseits auf die Hüften oder auf die beiden nach oben geöffneten Handflächen, können Sie interessante Beobachtungen über die gleichen oder unterschiedlichen Empfindungen und über Energien an diesen Partien anstellen. Bereits durch eine solche gezielte Lenkung unserer Aufmerksamkeit wird der Organismus stimuliert, einen Energieausgleich in Gang zu setzen.

Steht für den Verlauf der gesamten Übung ein Partner zur Verfügung, der die Kissen jeweils auflegt, kann sich der Übende ganz auf sein Spüren konzentrieren.

Übung mit Kissen auf allen vieren – allein

Wahrnehmung der Bewegungsmöglichkeiten der horizontalen Wirbelsäule durch Bewußtseinslenkung
Wir sind uns oft nicht der Flexibilität unserer Wirbelsäule bewußt. Die folgende Übung zeigt uns, wie beweglich (oder unbeweglich) sie derzeit tatsächlich ist. Vor allem schult uns diese Übung aber darin, unser Körperbewußtsein zu entwickeln und ganz gezielt an bestimmte Wirbel (oder zumindest Stellen) unseres Rückgrats zu lenken. Es geht nicht um reflexhafte Auf- und Abwärtsbewegungen der Wirbelsäule, sondern um das Erspüren der inneren Form der Wirbelsäule zuerst im Bewußtsein, um *von dort aus* Bewegungsimpulse in die physische Wirbelsäule zu senden.

- Lassen Sie sich auf allen vieren nieder und legen Sie nun ein Alta Major-Kissen nacheinander auf verschiedene Punkte Ihres Rükkens.
- Zuerst legen Sie das Kissen auf den Übergang vom Kreuzbein zu den Lendenwirbeln, unterhalb der Taille.
- Danach legen Sie das Kissen immer weiter nach oben bis zur Stelle zwischen den Schulterblättern; Sie sollten mindestens drei verschiedene Stellen erfahren.
- Registrieren Sie zunächst, wie Ihre Haltung *ohne* Kissen ist.
- Legen Sie dann das Kissen auf und spüren Sie, wie sich Ihre Haltung jetzt mit diesem Alta Major-Hilfsmittel verändert.
- Und schließlich drücken Sie bewußt – aber möglichst *nur* an dem Wirbelsäulenabschnitt unter dem Kissen – nach oben »gegen« das Kissen, um so die Bewußtseinslenkung und die Beweglichkeit in diesem Bereich zu erforschen.
- Zum Schluß lassen Sie Ihre Wirbelsäule an dieser Stelle unter dem Kissen wieder so weit wie möglich nach unten sinken.
- Danach erspüren Sie eine natürliche horizontale, waagerechte Haltung Ihres Rückens.

Übung mit Kissen im Sitzen – allein

Aufrichtung der Schulter- und Kopfhaltung – aufrechte Meditation

Diese Übung unterstützt die Aufrichtung unseres Oberkörpers bei gleichzeitiger Öffnung des Brustraums durch Anlegen und Heruntersenken der Schulterblätter. Sie hilft, den Kopf ins Lot zu bringen und die ganze Wirbelsäule vom Alta Major-Punkt her emporzustrecken oder zu -ziehen. Darüber hinaus vermittelt uns diese Übung eine aufrechte und offene Meditationshaltung.

- Setzen Sie sich ganz vorn mit den Sitzhöckern auf die Kante eines ungepolsterten (damit die Sitzhökker bewußt wahrgenommen werden können) Hockers oder Stuhls.
- Schließen Sie die Augen und spüren Sie in Ihre Schulterhaltung hinein, ohne etwas zu verändern.
  Sind die Schultern nach vorn gezogen oder nach hinten gedrückt? Fühlt sich Ihr Brustraum eher geschlossen oder eher offen an? Machen Sie einen »Buckel«? Sind die Schultern gleich hoch?
- Nun legen Sie sich jeweils ein Alta Major-Kissen auf Ihre Schultergelenke am Ende des Schlüsselbeins.
  Geben Sie Körperimpulsen, die sich jetzt vielleicht melden, nach. Bewirkt das leichte Gewicht der Kissen eine Tendenz, die Schultern abzusenken und dadurch »automatisch« den Brustraum vorn zu erweitern? Erinnert Sie der sanfte Druck der Kissen an eine Alta Major-Berührung aus einer früheren Sitzung oder einem Seminar? Welche subtilen Bewegungen können Sie registrieren, die eine nun veränderte Schulterhaltung begleiten und ausgleichen?
- Nehmen Sie nun die beiden Kissen wieder herunter. Erforschen Sie Ihre Hals- und Kopfhaltung, ohne sie zu verändern.
  Ist Ihr Kinn vorgestreckt oder Ihr Gesicht aufwärts gerichtet? Das ist bekanntlich ein untrügliches Anzeichen für einen »Knick« in der Halswirbelsäule. Fällt Ihr Hinterkopf nach hinten ab, oder ist er zum Himmel gereckt?
- Legen Sie nun ein Kissen auf den mittleren und hinteren Teil des Kopfes.
  Benutzen Sie das Gewicht des Kissens, um mit dem Hinterkopf »dagegen«, also nach oben, zu drük-

ken. Dabei wird sich Ihr Kopf ganz natürlich nach unten neigen, so daß das Kinn nicht mehr vorstehen und Ihr Gesicht nicht mehr nach oben gewandt sein kann. Dieser Übungsteil ist analog jenem, bei dem im Liegen der Nacken leicht gedehnt wird. Die Wirkung ist dieselbe: Ein Knick oder eine übermäßige Wölbung im Halswirbelbereich werden ausgeglichen.

- Zum Schluß der Übung nehmen Sie das Kissen vom Kopf.
  Spüren Sie nach, inwieweit nun auch ohne Kissen ein imaginärer Zug Ihre Halswirbelsäule und damit Ihre ganze Haltung nach oben streckt.
- Legen Sie sich danach jeweils ein Kissen auf die beiden Füße, um bewußt deren Erdung zu erspüren.
- Erspüren Sie Ihren Körper in seiner Aufrichtung ohne Kissen.
- Auch hier gilt für Fortgeschrittene, daß Sie – falls genügend Kissen zur Verfügung stehen – alle einmal aufgelegten Kissen liegen lassen können, wenn Sie zum nächsten Übungsschritt gelangen. Ein Partner kann vielleicht die Kissen jeweils auflegen und abnehmen.

Für Menschen, die im Sitzen auf einem Stuhl oder Hocker (auch Meditationshocker) meditieren, empfiehlt sich der soeben beschriebene Übungsablauf als Einstieg zur Meditation, der es erlaubt, körperliche Fehlhaltungen weitgehend auszugleichen und sich seiner selbst sowohl körperlich wie geistig – der inneren wie äußeren Haltung – bewußt zu werden.

5
Alta Major-Gedanken für Frauen, Männer und ältere Menschen

In diesem Kapitel möchten wir Ihnen Gedanken zur Diskussion stellen, wie das Alta Major-Prinzip für drei Gruppen ganz spezifisch angewandt werden kann: für Frauen, für Männer und für ältere Menschen.*

Alta Major-Gedanken für Frauen

Je mehr wir zu lieben und hinzugeben fähig sind, desto sinnvoller ist unser Leben.

HERMANN HESSE

Frauen sind in vielen Gesellschaften jahrhunderte- oder sogar jahrtausendelang unterdrückt worden. Daß sich dies in Selbstverständnis und Lebenseinstellung – unter anderem in einer zumeist ungewollten Zurückhaltung auch sexueller Wünsche – ausdrückt und sich damit auch in die Körperhaltung einprägt, ist nicht weiter verwunderlich. Um so bemerkenswerter bleibt übrigens festzustellen, daß die Haltung der Mehrzahl von Frauen in den sogenannten patriarchalischen Kulturen Afrikas und Asiens dennoch sehr viel aufrechter, selbst-bewußter und auch im richtig verstandenen Sinne stolzer ist als in unseren westlichen Industriegesellschaften.

Es muß also noch einen oder mehrere andere Gründe geben, warum gerade Frauen in unseren Ländern besonders häufig unter Rückenschmerzen leiden, über Haltungsschäden klagen

* Eine Reihe interessanter Fallbeispiele finden Sie in Du bist der neue Mensch! S. 87ff. Eine besonders geeignete Methode, um Erfahrungen mit anderen Menschen auszutauschen, sind Alta Major-Gruppenseminare. Informationen dazu entnehmen Sie bitte dem Anhang, S. 164.

Haltungsbeispiele für den Alltag

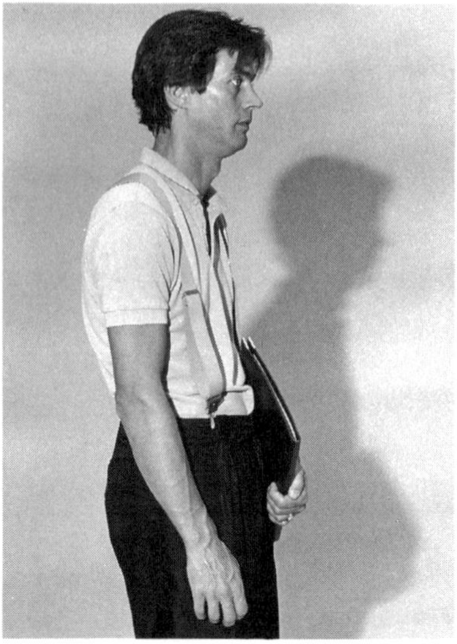

Abb. 88: Eine häufige Haltung mit eingesunkenem Oberkörper, die Resignation bzw. Desinteresse signalisiert.

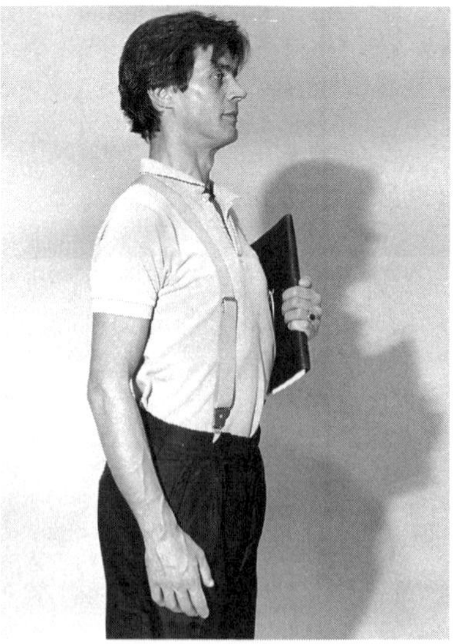

Abb. 89: Eine typisch übertriebene »Erfolgshaltung« mit künstlich aufgeblähter Brust.

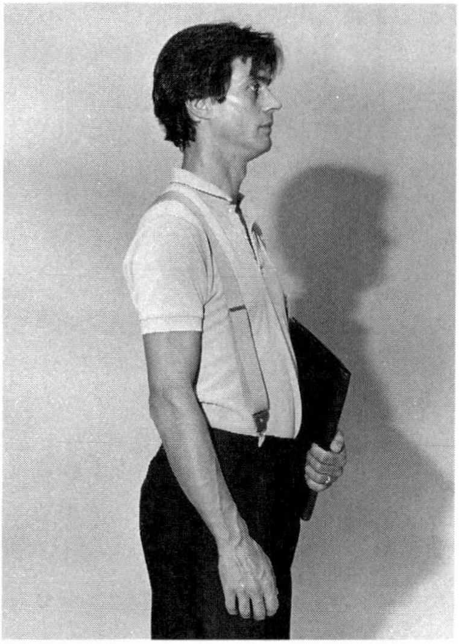

Abb. 90: Eine natürlich selbstbewußte, aufrichtige Haltung.

und (noch) nicht (mehr) zu ihrer eigenen, individuellen Würde finden – sich also nicht so frei und aufrecht aufrichten, wie es ihnen zusteht und wie sie sich innerlich wohl auch fühlen (möchten).

Einer der Gründe mag in einer anerzogenen Zurückhaltung liegen, die Frauen das Sich-Äußern vermeintlich verwehrt. Eine verständliche Gegenreaktion ist ein falsch verstandener Feminismus, der von Frauen einerseits erwartet, daß sie Frau sind, bleiben bzw. werden und andererseits fordert, daß Frauen »ihren Mann stehen«, sich also auf den Kampf um männliche Werte und nach männlichen Maßstäben einlassen. Eine andere Gegenreaktion besteht bekanntlich in der bewußten »Herausstellung« des Körpers und seiner Reize, also dem Rückzug auf ein »Weibchen«-Verhalten.

Frauen halten oft Aggressionen, Wut und Verbitterung über Ungerechtigkeiten oder Zurücksetzungen unter Verschluß – genauso oft oder gar häufiger aber halten wir alle Sympathie, Zuneigung und selbst Liebe zurück, die wir uns nicht (mehr) auszudrükken trauen. Diese Art der Energieblokkade zeigt sich zum Beispiel in Verkrampfungen der Muskeln in den Schulterpartien und darin, daß wir entweder gar nicht oder nur unter höchster Spannung fähig sind, einen anderen Menschen zu umarmen.

Es ist inzwischen modern geworden, daß Frauen (und Männer!) in Selbsterfahrungsgruppen ihre Not buchstäblich herausschreien dürfen oder müssen und tief in ihren alten Schmerz hineinspüren. Ob das den Weg zur Aufrichtung weist? Vielleicht ist es inzwischen sehr viel not-wendiger geworden, daß wir uns von alten Mustern lösen und bereit sind, unser Bewußtsein auf positive Gefühle und Wünsche zu lenken und uns zu gestatten, diese auszuleben – auch dann, wenn wir womöglich als »schwach« oder »weich« gelten.

Selbstbewußtsein kann sich ja nicht darin erschöpfen, daß wir unsere alten Verwundungen beschwören und tatsächlich oder vermeintlich schuldige Personen oder Institutionen »dingfest« machen – und damit natürlich unsere Verantwortung einfach abschieben. Ein spirituell getragenes Selbstbewußtsein ist sich vielmehr der eigenen inneren *und* äußeren Würde bewußt, die auf nicht mehr und nicht weniger gründet als der Ahnung oder der Erfahrung, daß jeder Mensch göttlichen Ursprungs ist und auf das Ziel der Vollkommenheit zugeht.

In Alta Major-Seminaren wird geübt, wie wir die Energie von Aggressionen positiv nützen können *für* das, was wir erreichen wollen, nicht *gegen* das, was wir ablegen oder wovon wir uns befreien wollen.

Wir müssen einen Teufelskreis unterbrechen, der sich stichwortartig so skizzieren läßt:

- Kinder finden nicht genug Anerkennung bei ihren Eltern.
- Auch die Erzieher und Lehrer halten sie »klein«.
- In der Partnerschaft setzt sich dieses Verhaltensmuster fort; die Partner konkurrieren miteinander und fördern sich nicht wirklich, oder ein Partner dominiert und der andere wird unterdrückt.

Dieser Teufelskreis läßt sich nicht allein durch politische Maßnahmen oder psychologisierende Erklärungsversuche von außen unterbrechen, sondern nur dadurch, daß wir dort eingreifen, wo wir in Wirklichkeit Handlungsvollmacht besitzen: bei uns selbst.

Das beginnt damit, daß wir uns selber zu lieben lernen, zu unserem größten Fan werden, uns täglich und stündlich ermuntern, loben usw. Anders gesagt, wir müssen lernen, Mitgefühl für uns selbst zu entwickeln. Die Alta Major-Methode kann dabei wertvolle Hilfen geben, weil wir unseren Ist-Zustand als Resultat unserer Lebensgeschichte verstehen und begreifen und weil wir zu jenen Visionen geführt werden, die bildhaft darstellen, wer wir wirklich sind, was wir wirklich darstellen, warum wir überhaupt dieses Leben geschenkt erhalten haben. Die Alta Major-Vision wird immer ein *erreichbares* Ideal bezeichnen, denn sie kommt aus uns und »gehört« uns selbst. Erst dann, wenn wir uns selber so hoch einschätzen, wie wir es wert sind, werden wir auch für andere liebenswert. Dazu bedarf es nicht nur des frommen Wunsches oder einer Hoffnung auf Wunder aus hohen Himmeln, sondern einer *inneren und äußeren Haltungsänderung*!

Wir müssen zunächst eine Vision von uns selbst finden oder praktisch entwerfen, die der idealsten Traumvorstellung entspricht, die wir uns nur denken können. Und mit dem Bild dieser Vision vor unserem inneren Auge beginnen wir nun, ihr eine äußere Gestalt zu verleihen – in und durch unser Wesen und unseren eigenen Körper, der ein wunderbares Werkzeug darstellt oder, besser, ein wundervolles Erlebnisfeld ist.

Der bekannte Vorwurf in einer etwas matt gewordenen Partnerschaft, »du liebst mich nicht, sonst hättest du ...« (angerufen, eingekauft etc.), ist schon deshalb unsinnig, weil das Verhalten des anderen ja nur ausdrückt, was ihm am wichtigsten war oder am meisten Spaß gemacht hat. Wenn er uns nicht angerufen hat, hat er offensichtlich dazu keine Lust gehabt bzw. wir haben ihm keine Lust darauf gemacht. Es ginge zu weit, wenn wir im Rahmen dieses Alta Major-Buchs versuchen würden, auf die vielschichtigen Partnerschaftsprobleme detaillierter einzugehen. Die Erfahrung vieler Seminare hat aber gelehrt, daß Alta Major nicht nur hilft, die Vision der eigentlichen Lebenshaltung zu verwirklichen, sondern damit auch bewirkt, daß man in Partnerschaftsentwicklungen sehr viel klarer, unabhängiger, kreativer, freier, sensibler und gleichzeitig liebevoller werden kann.

Kurz gesagt: Nur wenn wir uns gern jederzeit selbst im Spiegel ansehen, können wir davon ausgehen, daß es andere auch tun.

Es ist leichter, sich selbst von den althergebrachten Einstellungen und Verhaltensweisen als einzelne Frau zu lösen oder zu befreien, als darauf zu warten, daß die Einsicht weniger Menschen zur gesellschaftlichen Norm wird. Das entwertet gesellschaftliche Bestrebungen nicht, sondern befördert sie im Gegenteil dadurch, daß die Vision einer aufrechten Lebenshaltung der Frau im Einzelleben bereits in

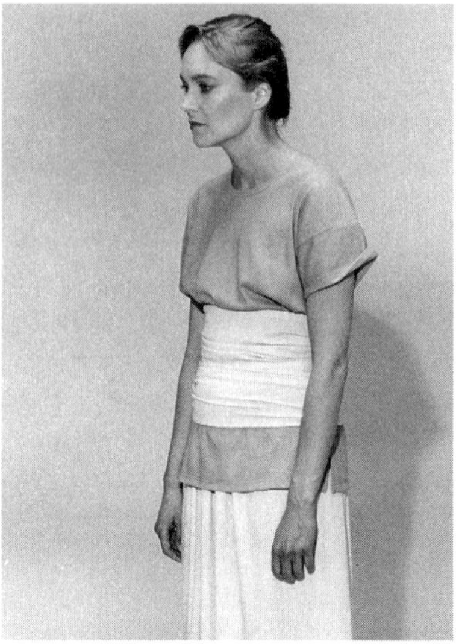

Abb. 91: Eine oft durch Überbelastungen bewirkte Haltung mit hängenden Schultern.

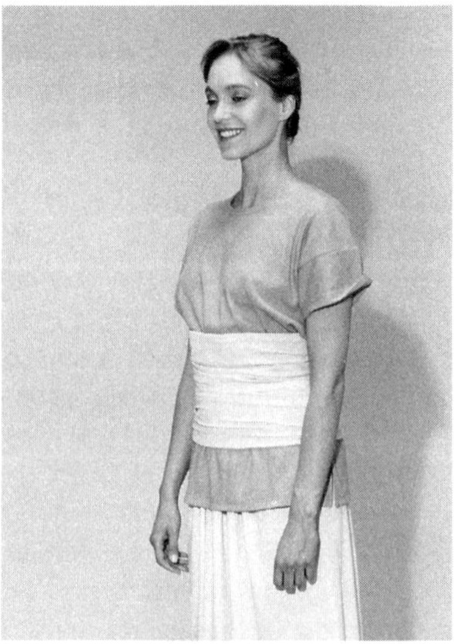

Abb. 92: Eine natürliche und bewußte, lebensbejahende Haltung.

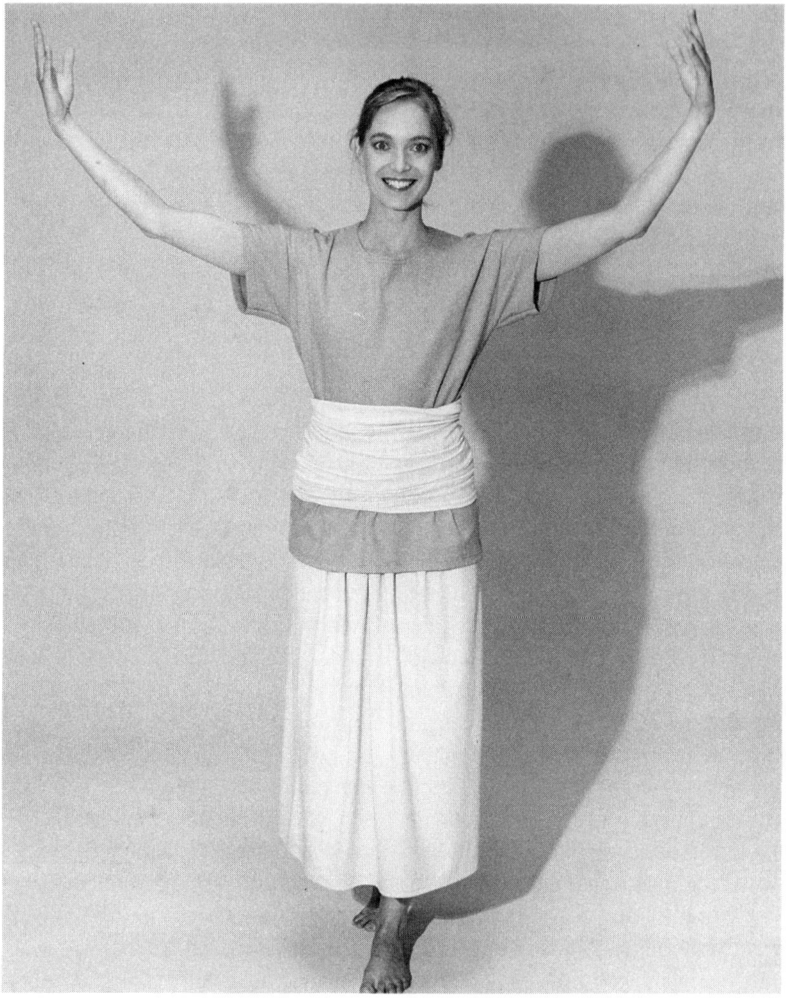

Abb. 93: Sich dem neuen Tag, der derzeitigen Aufgabe oder ganz allgemein dem Leben öffnen: Gehen Sie vor einem Spiegel einen Schritt auf diesen zu, mit erhobenen Händen und strahlendem Gesicht, und begrüßen Sie sich selbst bzw. den Tag oder die Aufgabe.

die Praxis umgesetzt wird. Bekanntlich werden Frauen immer mehr zu »Trendsettern« in der Bewußtseinsarbeit, die manchmal mit dem Schlagwort »New Age« abqualifiziert werden soll. Unter Frauen sind heute mehr spirituelle Pioniere als unter der männlichen Bevölkerung. Frauen sind – wohl auch durch langen Leidensdruck – bereiter, sich mit sanften Methoden der Selbstverwirklichung, des gesellschaftlichen Umbaus bis hinein in Familienstrukturen usf. aktiv auseinanderzusetzen als Männer. Aber zurück zu noch bestehenden Problemen und deren Lösungsmöglichkeiten.

Mit der emotionalen Zurückhaltung sind oft auch sexuelle Spannungen oder sogar Blockaden verbunden bzw. sexuell bedingte Schwierigkeiten, zu einer natürlichen Lebenshaltung zu finden, machen sich in Haltungsverschiebungen bemerkbar. Eine angstbesetzte und deshalb »verklemmte« Einstellung zur Sexualität ist also ein zweiter wichtiger Grund für Haltungsprobleme! Solche Haltungsverschiebungen sind im Schulterbereich und in der Beckenhaltung besonders deutlich. Wie oft wird der Busen versteckt, weil man von Schulkameraden gehänselt oder anzüglich beobachtet wurde, weil Eltern oder ziemlich körperfeindliche und unerleuchtete Kirchenvertreter unsere auch sexuelle Reifung mit einer sündhaften Moral abstempeln und verdrängen oder unterdrücken wollten? Etwas Ähnliches gilt für das zurückgezogene Becken: ein Rückzug vor der Natürlichkeit unseres Unterleibs, der zu einem mehr oder weniger tiefen Hohlkreuz führte.

Ein dritter Grund klingt vielleicht banal, ist es aber nicht: Frauen werden gerade unter dem Druck von Mehrfachbelastungen – Forderungen nach Erfüllung von Familienfunktionen, individueller Selbstentfaltung, eigenem wirtschaftlichen Erfolg in einer immer technisierteren und kommerzielleren (= brutaleren!) Welt – Bürden auferlegt (oder diese werden von ihnen manchmal auch selbst übernommen), welche in der Tat die Aufrichtekräfte niederdrücken. Auch hier wäre die Erwartung, daß sich unsere Gesellschaft doch von sich aus ändern möge, nicht sehr realistisch. Vielmehr müssen sich Frauen selbst fragen, ob sie nicht schlicht und einfach einen Großteil der Bürden von Erwartungen anderer Menschen – Partner, Familie, Beruf, Freizeit, Gesellschaft betreffend – an diese zurückgeben.

Diese Bürde offenbart sich im Alltag auch in Form von Trage- und Umhängetaschen, die zu einer Fehlhaltung führen können, wenn man sie beladen mit sich herumschleppt.

Um Belastungen, die uns über den Kopf gewachsen sind, wieder abladen zu können, sollten wir uns in einer ruhigen Minute eine Liste aufstellen:

- Welche Arbeiten und Aufgaben haben wir?
- Welche machen uns Spaß?
- Welche sind finanziell wirklich notwendig?
- Welche machen keinen Spaß und dienen auch keinem Menschen, den wir vielleicht durch die Übernahme dieser Aufgabe *gern* unterstützen würden?
- Welche Aufgaben können wir durchaus auch an Partner, Freunde, Kollegen oder Vorgesetzte zurückreichen? (Wir sollten angebotene Hilfe freudig annehmen.)

Sicher finden Sie noch eine Reihe ganz eigener Fragen zu dieser kleinen Liste. Es ist ja nicht überraschend, daß Menschen, die vor lauter Arbeit und Hektik keine Zeit und keine Muße mehr für sich selbst und für die Dinge im Leben finden, die ihnen Freude bereiten, auch in ihrer Haltung wie gehetzt mit Kopf und Oberkörper nach vorne »fallen« oder ganz in sich zusammengesunken sind. Das gilt im übrigen für Männer genauso.
Die folgende Übung vermittelt wesentliche Impulse, sich der höchstmöglichen Vision seiner selbst bewußt zu werden und diese Vision zu einer Alltagsrealität werden zu lassen.

Übung: Ist-Zustand bewußt wahrnehmen

- Stellen Sie sich vor einen großen Spiegel, der möglichst die ganze Figur zeigt. Versuchen Sie sich so »normal« wie möglich hinzustellen, also so wie Sie sonst auch stehen würden. Registrieren Sie:
- die Haltung Ihres Kopfes – Stirn und Kinn nach vorn gereckt, nach unten gesunken oder anders,
- die Haltung von Brust- und Schulterpartie – eingefallene Brust mit vorgezogenen, »schützenden« Schultern oder stark – »stolz« – vorgewölbte Brust oder anders,
- die Haltung Ihres Beckens – nach hinten zurückgezogen oder »herausfordernd« vorgereckt oder anders.
- Schließen Sie nun die Augen und lassen Sie in sich eine Vision entstehen, wie Sie sich gern selber sähen (oder evtl. wie ein Mensch, der Sie liebt und den Sie lieben, Sie gern sähe).
- Versuchen Sie sich nun vom Bewußtseinsvorbild Ihrer Vision oder Ihres Wunschtraums her so in

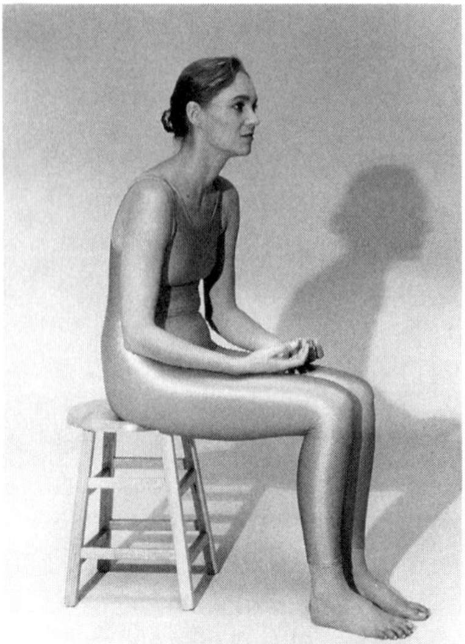

Abb. 94: Eine typische »Fehlhaltung« im Sitzen.

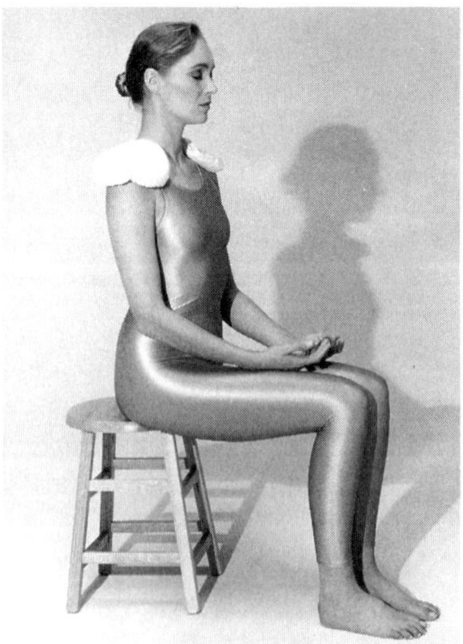

Abb. 95: Rücken Sie etwas näher an die Sitzkante heran und probieren Sie – vielleicht mit Hilfe zweier Alta Major-Kissen auf den Schultern – eine aufrechtere Sitzhaltung aus.

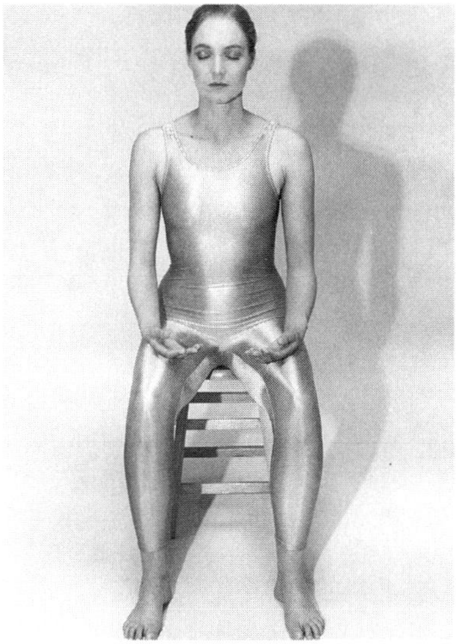

Abb. 96: Wie fühlen Sie sich jetzt?

Ihren Körper hineinzufühlen, daß Sie die entsprechenden Bewußtseinsimpulse genau in die jeweiligen Körperpartien lenken können, die Sie gern verändert sähen, ohne irgendetwas zu forcieren!

- Zur Unterstützung einer strafferen Brustmuskulatur und einer natürlicheren, hübscheren Brustform sollten Sie den Busen nicht »vorrecken«, sondern »hochheben«; diese Hebung erfolgt dann in der richtigen Weise, wenn wir den Herzraum öffnen – uns »beherzt« zeigen –, gleichzeitig die Schultern nicht mehr nach vorne drücken und uns damit im Brustraum einengen, sondern die Schulterblätter flach und nach unten gesenkt am hinteren Teil des Brustkorbs anliegen lassen, den Hals und die Wirbelsäule vom Alta Major-Punkt her aufrichten. Wenn Ihr Brustraum nicht nur geöffnet, sondern auch nach oben hin erweitert und angehoben wird, vermeiden Sie auch ein Hohlkreuz, das fast unweigerlich dann entsteht, wenn man die Brust nur nach vorne reckt.
- Öffnen Sie nun die Augen und überzeugen Sie sich, ob Sie sich selbst in dieser Annäherung an eine Idealhaltung lieber sehen und mögen oder nicht.

- Schließen Sie zum Schluß wieder die Augen und prägen Sie sich im Bewußtsein und in allen Körperzellen diese neugefundene Form ein. Sie dient als Sprungbrett zur weiteren Aufrichtung und Vervollkommnung Ihrer Vision beim nächsten Mal, wenn Sie üben.

In den Alta Major-Sitzungen hat sich folgendes Bild als hilfreich erwiesen, um sich für die Vision des neuen, vollkommenen Menschen, der wir der Seele nach bereit sind, zu öffnen:
Wenn wir uns vorstellen, daß wir unseren Herzraum nicht nach vorn öffnen, woher wir womöglich aufgrund bisheriger Erfahrungen nur neue Verletzungen erwarten, sondern nach oben, wie eine erblühende Rose sich zur Sonne hin öffnet, so können wir uns von neuem Licht und von einer neuen Liebe durchstrahlen lassen. Um den Duft dieser Rose aufzunehmen, bleiben wir mit dem Rumpf aufrecht, neigen aber unseren Kopf leicht nach unten, um den Duft dieser wundervoll sich entfaltenden Blüte in unserem Brustraum aufzunehmen, das Licht direkt von oben hineinfallen zu lassen in unser Herz und es nicht mehr zu überschatten mit unserem Kopf.

- Die gleiche Übung läßt sich auch im Sitzen durchführen.

Übung: »Ich nehme mich selbst an«

- Stellen Sie sich vor einen Spiegel, in dem Sie sich ganz sehen können, im Abstand von etwa zwei bis drei Metern.
- Nehmen Sie die Hände so zur Brustraummitte, daß die Handaußenflächen aneinanderliegen und die Fingerspitzen die Brustbeinmitte berühren, also so, daß Sie mit beiden Händen auf sich selbst weisen.
- Nun treten Sie einen Schritt auf den Spiegel zu und breiten gleichzeitig Ihre Hände leicht nach oben und außen aus. Die Oberarme werden dabei ganz nach hinten genommen, die Unterarme mit den Handflächen in Schulterhöhe nach oben gehalten, als ob man sich zwei reife Früchte dareinlegen oder -fallen lassen wollte.
- Sehen Sie sich dabei im Spiegel voller Ermunterung und Anerkennung, auch Freude oder Liebe an.
- Die gleiche Übung können Sie auch damit verbinden, daß Sie, während Sie den Schritt auf den Spiegel zugehen, sagen: »Ich heiße… und bin ein liebenswerter, wunderbarer Mensch« oder z. B. auch »Guten Morgen, liebe/r…« etc. Sie dürfen sich selbst mögen!

Die Stimme mit einzusetzen fordert Sie dazu heraus, sich selbst auch zuzuhören, wenn Sie sprechen, und zu erleben, daß Sie jetzt gerade etwas nur für sich selbst tun.

Hinweis für vollbusige Frauen

Frauen mit einer schweren Brust werden auch ohne eine Fehlhaltung leicht nach unten gezogen. In diesem Fall empfehlen sich sogenannte Sport-Büstenhalter mit auf dem Rücken *gekreuzten* Trägern und waagerecht verlaufenden Seitenteilen. Wenn das schmale Seitenteil des BHs zum Rükken hin nach oben zieht und womöglich einschneidet, sollten Sie sich unbedingt nach einem geeigneteren BH umsehen. Am Vorderteil des Büstenhalters sollte unter den Körbchen und dazwischen ein stützender Steg sein. Die Autorin rät jeder Frau, zumindest ab und an einen BH zu tragen, um sich ihrer Brust bewußter zu werden.

Noch zwei Tips:

Umhängetaschen sollten Sie nicht an einer Schulter herunterhängen lassen, weil man dann unwillkürlich als Gegenreaktion die betreffende Schulter höher hält, sondern schräg von der anderen Schulter her tragen. Bei Trägerhemden lassen sich das Herunterrutschen eines Trägers und ein unnatürliches Hochziehen der Schulter vermeiden, wenn Sie die Träger hinten etwas zusammennähen.

Alta Major-Gedanken für Männer

Die männerspezifischen Kernprobleme sind heute in Familie und Gesellschaft offensichtlich. Um Mißverständnisse zu vermeiden, sollte man wahrscheinlich besser von männlichfixierten Problemen sprechen. Es geht dabei um die fast ausschließliche Aktivierung und Wertschätzung der linken, rational-logischen, »ordentlich« strukturierten, »männlichen« Gehirnfunktionen im Alltagsleben im Unterschied zu der rechten, intuitiven, kreativen, inspirierten, »weiblichen« Hemisphäre.

Es bedarf in diesem Zusammenhang keiner langatmigen Darlegung, sondern nur des schlichten Hinweises auf die globale Situation in der Politik, die Unterdrückung von Minderheiten, die Zerstörung unserer Umwelt, militärische und wirtschaftliche Politik, Drogenverbreitung und Drogenmißbrauch (einschließlich Alkohol und Tabak), industrialisierte Landwirtschaft, Gentechnologie usf., um sich die Resultate einer vorgeblich rationalen Verwaltung der Welt in Erinnerung zu rufen.

Die Welt braucht »neue« Männer: Gebote der Stunde für Männer mit dem Wunsch nach Selbstentfaltung und sanfter Weiterentwicklung sind unter anderem:

- den Herzbereich zu entwickeln (siehe auch »Spiegelübung« im Abschnitt für Frauen auf Seite 130);
- die innere Frau, die eigene Weiblichkeit zu entdecken und ihr Raum zu geben;
- erfolgreicher zu werden im Sinne des Mutes zum auch unkonventionellen Erfolg, zum Erfolg in Teamarbeit, zum ganzheitlichen Erfolg, also einer harmonischen Verbindung von eigener Persönlichkeit mit Familie oder Partnerschaft, Beruf, Freundeskreis, größeren Gemeinschaften bis hin zur Erde (siehe auch nächstes Kapitel über die Alta Major-Haltung im Berufsleben, S. 137);
- also insgesamt offener und ganzheitlicher zu werden.

Viele Männer leiden unter »Scheuermann«, Bandscheibenvorfall und anderen Rückgratbeschwerden. Häufig sind dafür berufliche Überbelastungen verantwortlich. Dahinter stehen zumeist selbstgesteckte Ziele oder aufgepfropfte Erwartungshaltungen, die nicht mit den eigenen wirklichen, inneren Lebenswünschen im Einklang stehen und deshalb psychosomatisch nahezu zwangsläufig zu einer Wirbelsäulenverkrümmung führen müssen. Genauso oft steckt hinter solchen Beschwerden auch ein anderer Grund, nämlich eine nicht ganzheitlich gelebte partnerschaftliche Beziehung. Wenn Männer auf Frauen eigentlich nur immer »von oben herunterschauen«, macht sich dies unweigerlich in einer Haltung bemerkbar, die wie verhärtet bzw. wie »gepanzert« wirkt. In beiden Fällen hilft die Alta Major-Methode.

Alta Major-Gedanken für ältere Menschen

Leben heißt sich verändern.
Vollkommen sein heißt sich oft verändert haben.

J. H. Newman

Zum Schluß dieses Kapitels einige Gedanken zum Älterwerden. Die Alta Major-Methode basiert auf einem ganzheitlichen Prinzip, ist also nicht nur auf junge Menschen bezogen. Das Alta Major-Prinzip der natürlichen Aufrichtung kann auch dann verwirklicht werden, wenn alters- bzw. krankheitsbedingte Umstände enge körperliche Grenzen zu setzen scheinen. Uns geht es zuallererst um die *innere* Haltung. Auch wenn eine starke Rückgratverkrümmung zum Beispiel eine echte Aufrichtung physisch unwiderruflich nicht mehr gestattet,* können wir mit der Alta Major-Methode dennoch zur Vision unserer inneren Aufrichtung und Lebensbestimmung finden. Dieser Vorgang des Sich-Einlassens – trotz körperlicher Beschwerden oder Gebrechen – auf ein leuchtendes, spirituell inspiriertes Selbstbild oder Ideal setzt ungeahnte Energien frei, die in ungehemmten Freudentränen, überströmendem Glücksgefühl und anderen Reaktionen auch äußerlich sichtbar werden. Wer in die Augen gerade irgendwie körperlich eingeschränkter Menschen nach einer Alta Major-Erfahrung schauen durfte, weiß, welches neue Strahlen sich Bahn bricht.

Frauen leiden aus offensichtlichen Gründen – vermeintlich verringerte Begehrtheit – im allgemeinen unter dem Älterwerden mehr als Männer. Was unsere lieben Mitmenschen jenseits des Atlantiks dann des Guten oft zu viel tun (Liften, Haare färben, Silikonspritzen in die Brust, Aufmerksamkeit heischendes Make-up, Teenagerkleidchen etc.), tun wir in Westeuropa eventuell eher zu wenig.

Andererseits hat die fortschreitende, zunehmend herzlosere Industrialisierung es mit sich gebracht, daß Männer und Frauen, aber vor allem Männer, in ihren althergebrachten Berufen schon in einem Lebensabschnitt zum »alten Eisen« gehören sollen und keine Arbeit mehr finden, in dem sie eigentlich erst die Summe einer langen Erfahrung des Zusammenwirkens von Men-

* Bitte konsultieren Sie Ihren Hausarzt, um über Chancen und Risiken fachkundige Informationen zu erhalten.

schen in Arbeitsabläufen an Jüngere weitergeben könnten – hoffentlich zum Wohle sowohl des Betriebs wie der Kunden und der Gesamtgesellschaft. Profitorientierung und Maschinenmachbarkeit sind allerdings eine unheilige Allianz eingegangen, die wahrscheinlich erst dann aufgegeben wird, wenn uns allen das Wasser ökologisch, wirtschaftlich und menschlich bis zum Halse steht.

»Es kommt ja doch nicht mehr darauf an«, mögen wir uns denken und allmählich beginnen, unser Äußeres und damit Inneres zu vernachlässigen. Mit dieser Lebenseinstellung geht häufig eine resignative (Lebens-)Haltung einher, zum Beispiel der »Witwenbuckel« oder das »gebrochene Rückgrat« eines älteren Arbeitslosen. Wir knicken oder fallen ein, wir trauen uns nicht mehr, uns aufzurichten, oder haben einfach keine Lust mehr dazu.

Dagegen hilft nur eines: Die **Vision** Ihrer selbst als *vollkommener* Mensch! Vollkommen glücklich, vollkommen weise, vollkommen liebevoll, vollkommen einverstanden mit sich selbst, sowohl wie Sie jetzt sind, mit Fehlern und Schwächen und Egoblockaden, als auch vollkommen einverstanden mit Ihrer eigenen inneren Vollkommenheit, die Sie auch *äußern* und verwirklichen dürfen. Probieren Sie es jetzt gleich einmal aus, und wenn es nur zum Spaß sei, daß Sie die Augen schließen und sich vorstellen, wie Sie **innen** aussehen bzw. aussehen möchten. Lassen Sie Ihrer Vorstellungskraft ruhig einmal freien Lauf, »phantasieren« Sie, träumen Sie davon, was oder wer Sie eigentlich ganz »drinnen« sind! Es macht nichts, wenn Sie vielleicht zu weinen beginnen, vor Freude und Überraschung, über all die Schätze in Ihnen oder auch ein bißchen, weil Sie möglicherweise an »verpaßte« Gelegenheiten denken. *Es ist nie zu spät. Sie leben ja jetzt, in diesem Augenblick. Und diesen Augenblick jetzt können Sie selbst zum glücklichsten, liebevollsten, einfühlsamsten, erhebendsten Augenblick Ihres Lebens gestalten!* Sie brauchen sich nur von Ihrer Vision begeistern zu lassen und sie immer häufiger und immer mehr mit Ihrer Aufmerksamkeit und Zuwendung zu nähren. Wundern Sie sich bitte nicht, wenn Freunde oder Bekannte Ihnen sagen, »du siehst ja ganz anders aus«, »du strahlst ja so, was ist denn los?«

Das Idealbild Ihres eigenen Lebens, das gleichzeitig menschlich unvollkommen und menschlich vollkommen ist, kann zum Schlüssel Ihrer Lebenshaltung auch im fortgeschritteneren Alter werden. Und Sie brauchen – gerade wenn Sie älter sind – nicht nur nach Vorbildern zu suchen, sondern dürfen auch den Mut haben, anderen, jüngeren Menschen ein Vorbild zu sein.

Geben Sie sich die Chance, einige Minuten die Augen zu schließen, still in sich hineinzuhören und zu -blicken und sich selbst zu erlauben, nun die vollkommenste Vision Ihres Körpers, Ihrer Persönlichkeit und Ihrer Seele wahrzunehmen, die es überhaupt je in Ihren kühnsten Wunschträumen geben könnte.

Prägen Sie sich nicht nur das Bild dieser Vision ein, sondern lassen Sie dessen *Energie* in jede Ihrer Zellen einströmen, gestatten Sie sich, von der Vision beflügelt und erhoben zu werden, vielleicht zu lächeln oder auch Tränen der Anrührung oder des Glücks freien Lauf zu lassen.

Nehmen Sie *diese Energie* mit hinein in Ihren Alltag und genieren Sie sich nicht, sich immer wieder einmal diese Vision in einer kurzen Pause in Erinnerung zu rufen.

Nur wenn Sie Angst und Schmerzen verlieren, wenn Sie zulassen zu ahnen oder zu wissen, wer Sie wirklich sind bzw. wer Sie wirklich sein können, wird Ihnen daraus nicht nur die Kraft, sondern auch die Freude zuströmen, Ihr Leben, offen und aktiv, wie selbstverständlich zu einem wundervollen Weg zum Licht und zu Ihrer eigenen Wahrheit werden zu lassen.

6
Die Alta Major-Haltung im Berufsleben

Die Prinzipien der Alta Major-Methode sind im Berufsleben genauso gültig wie in den anderen zuvor besprochenen Lebensbereichen. Eine »private« Bewußtseinsentwicklung wird sich ja immer auch über kurz oder lang im eher »öffentlichen« Berufsleben bewähren müssen. Denken wir nur an die innere Aufrichtigkeit, die mit der äußeren Aufrichtung einhergeht und sich mit ihr gegenseitig bedingt. Allmählich beginnt sich auch im Arbeitsleben die Einsicht durchzusetzen, daß die Arbeit für das Leben da ist und nicht das Leben für die Arbeit. Leistungsbereitschaft und Aufrichtigkeit, wirtschaftlicher Erfolg – für jedermann/frau! – und Menschlichkeit sind keine Gegensätze, sondern untrennbare Teile eines Ganzen.

Die folgenden Seiten sollen Sie anregen, mit zu überlegen, wie wir gemeinsam unser berufliches Leben menschenwürdiger gestalten können.

- Zunächst bedürfen wir einer Vision, unserer eigenen Vision, wer wir sein wollen, wer wir sein können, welche Talente und Fähigkeiten wir mit der Welt teilen sollen, um unseren (übrigens selbst gestellten) Lebensauftrag zu erfüllen.
- Dann erst stellen wir unseren Ist-Zustand ganz nüchtern und neutral fest – weder mit Überheblichkeit noch mit irgendwelchen Vorwürfen an uns selbst. *Alles*, wirklich alles, was wir in uns und an uns verändern wollen, können wir auch verändern! Die Tatsache, daß uns Entwicklungsmöglichkeiten bewußt werden, ist bereits der Beweis dafür, daß dieses Potential in uns steckt. Es gibt auch keinerlei Anlaß, depressiv zu werden angesichts des uns vielleicht nicht rasch genug erscheinenden Tempos, mit dem wir uns und unser Leben entwickeln. Die Natur mag uns ein Beispiel für Geduld geben. Und lesen Sie ruhig noch einmal den letzten Abschnitt des vorigen Kapitels über den Umgang mit Unvollkommenheit nach. »Erleuchtet« ist nicht, wer vollkommen ist, sondern wer seine und anderer Menschen Unvollkommenheit anneh-

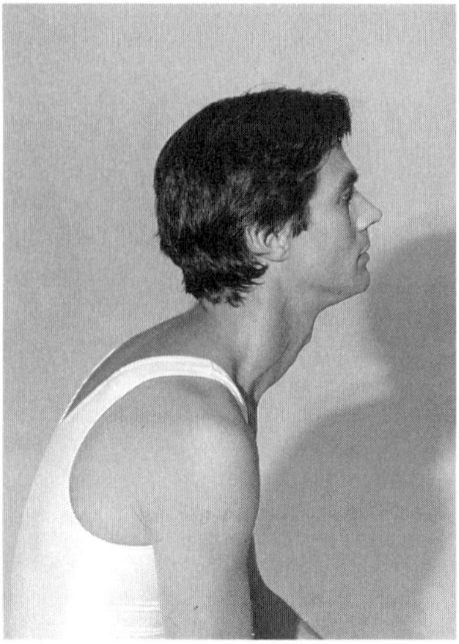

Abb. 97–101: Noch einmal eine Bildfolge verschiedener Sitzweisen mit entsprechenden inneren und äußeren Haltungen. Was können Sie an ihnen für sich ablesen?

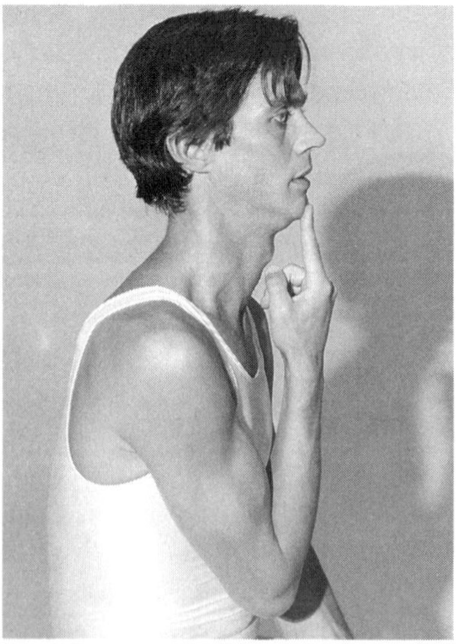

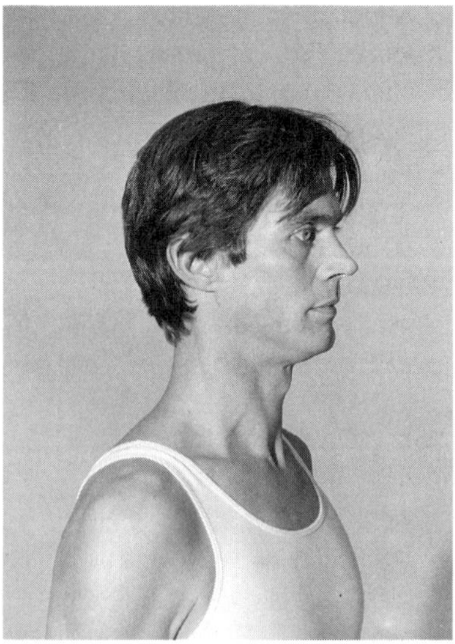

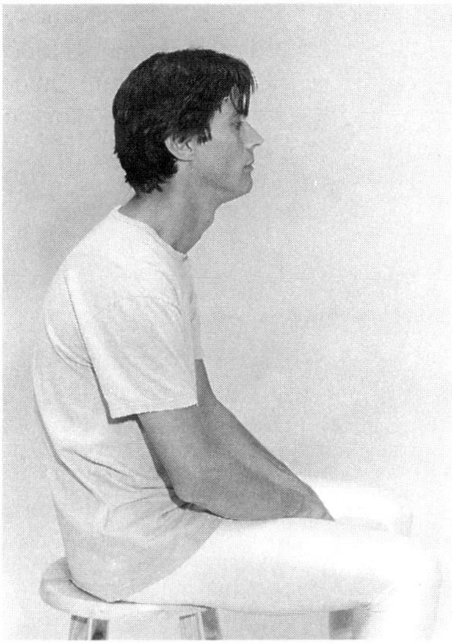

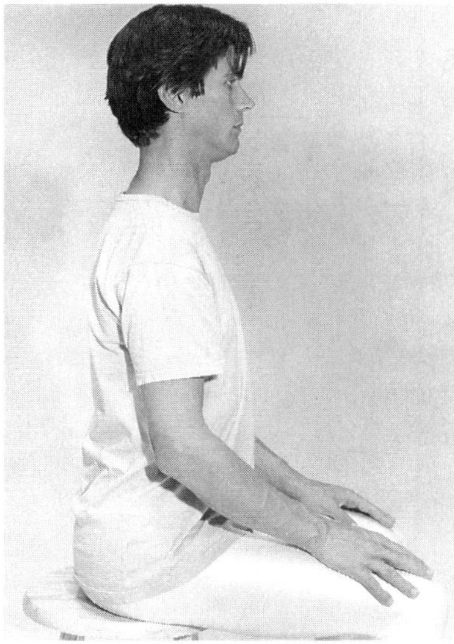

men kann und *dennoch* nicht davon abläßt, Vollkommenheit als Ideal – ohne irgendeine Verkrampftheit – anzustreben.

- Aus der richtigen, d. h. uns selbst gegenüber aufrichtigen und verständnisvollen inneren Haltung heraus erst können äußere Übungen spürbare und sichtbare Erfolge zeitigen.

Kurz gesagt:

- Erst muß ich einmal erforschen, wer ich bin.
- Dann kann ich feststellen, welche Gaben ich habe oder entwickeln kann.
- Und danach kann ich diese Gaben zum Wohl aller, auch meiner selbst, aber nicht nur meiner selbst, einsetzen.

Zu einer aufrichtigen inneren Haltung im Berufsleben gehören unserer Ansicht nach folgende Einsichten, die wir hier nur anführen möchten:

- Mut zum Erfolg ist eine Voraussetzung für Erfolg.
  Wer diesen Mut nicht aufbringen möchte, macht sich kleiner, als er in Wirklichkeit ist.
- Mut zum Erfolg zu verweigern ist eine subtile Form des Geizes, der

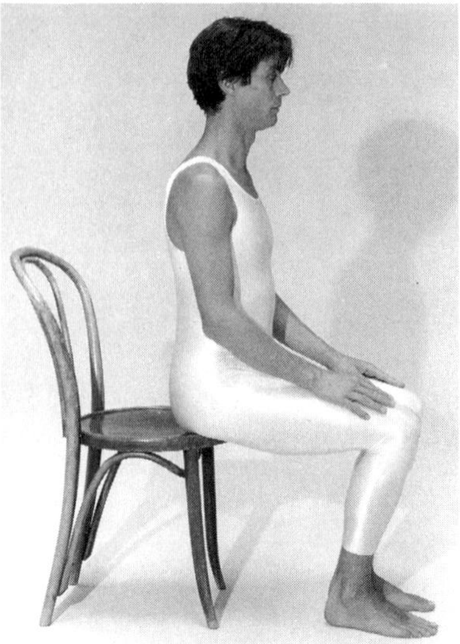

Abb. 102: Wenn Sie sich ganz nah an den Stuhlrand setzen, werden Sie zum aufrechten Sitz »gezwungen«.

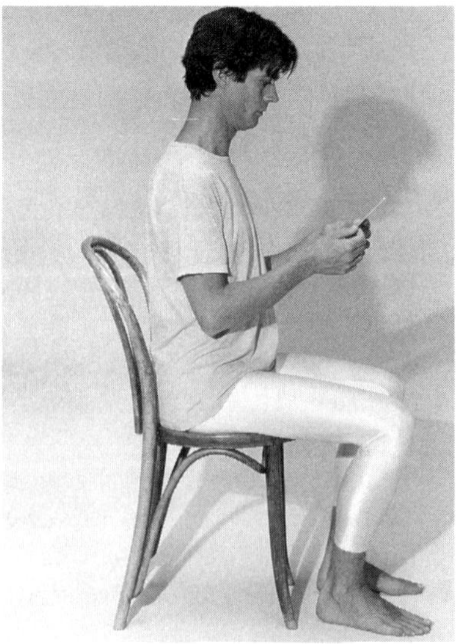

Abb. 103: Etwa so sollte unsere Haltung vor einer Schreibmaschine, einem Computer oder mit einem Buch in der Hand aussehen (wenn wir körperlich dazu in der Lage sind).

Welt die eigenen Fähigkeiten zu verweigern.

- Erst wer seine Stärken offen ansprechen kann, kann auch die Stärken anderer neidlos anerkennen und fördern.
- Erst wer seine Stärken offen ansprechen kann, kann auch seine Schwächen an-erkennen und ansprechen.
- Je mehr Erfolg, Freude, Geld – ja, auch Geld! – andere (Kunden, Mitarbeiter, Untergebene, Vorgesetzte, Konkurrenten, Steuerbehörden, die Gesellschaft allgemein) durch meine Lebenshaltung und durch meine Arbeit erlangen, desto mehr Erfolg, Freude, Geld – ja, auch Geld! – erlange ich.
- Verweigere ich anderen Erfolg, Freude und Geld, weil ich sie mir selbst etwa nicht gönne?
- »Niederlagen« sind die ersten entscheidenden Veränderungsprozesse, die uns aus einer Stagnation herausholen.
- Kann ich die Unsicherheit einer Niederlage als das schöpferische »Chaos« erfassen, das erst eine lange verdrängte Vision sichtbar macht?
- Bringe ich den Mut auf, auch gegen den offenen oder verdeckten Widerstand oder Unwillen von Mitmenschen, Freunden, Vorgesetzten, Kollegen und Partnern meine Vision zu leben?
- Traue ich mir zu, mich so offen, gerade, aufrecht-aufrichtig zu meiner Vision der Vollkommenheit zu stellen, daß ich andere Menschen dadurch nicht zu »bedrohen« scheine, sondern »mitreiße« – oder notfalls auch eine Trennung akzeptieren kann?
- Die jeweilige Motivation ist für Lebensfreude und Berufserfolg entscheidend. Erforschen wir die derzeitige Motivation für unsere jetzt ausgeübte Tätigkeit, und gestatten wir uns, diese Motivation ohne jede Kritik oder Beweihräucherung anzunehmen.
- Motivationen verändern sich. Lassen wir Veränderungen ruhig geschehen, auch wenn veränderte Motivationen vielleicht eine völlig neue Lebensrichtung verheißen.

Darf Leben Spaß machen und erfolgreich – und trotzdem Ausdruck einer geistigen, inneren Führung sein? In dieser rhetorischen Frage lassen sich die oben angeführten Überlegungen zusammenfassen! Unsere Antwort kennen Sie bereits.

Die richtige Haltung im Berufsleben zu finden erfordert nun keine speziellen Übungen, sondern lediglich eine gewisse Wachheit und (Selbst-)Beob-

achtung. Die Übungen sind keine anderen als die im zweiten, dritten und vierten Kapitel aufgeführten. Die innere Einstellung aber ist jetzt ganz gezielt auf das Berufsleben ausgerichtet.
Welche Haltung nehmen wir und andere im Stehen zum Beispiel ein? Eher eine eingesunkene oder vielmehr eine übertrieben auf Erfolg getrimmte oder ganz einfach eine natürliche?
Welche Haltung nehmen wir und andere im Sitzen ein?
Wir haben auf Abbildungen dazu verzichtet, weil Sie am Arbeitstisch, auf dem Sofa, am Eßtisch, im Restaurant oder in der Gaststube, bei Konferenzen oder politischen Zusammenkünften mehr als genügend Anschauungsbeispiele finden können.
Sitzen wir auf unseren Sitzhöckern – und damit vermutlich ziemlich weit vorn auf unserem Stuhl – oder auf einem abgeknickten Kreuzbein mit einem zur Rückenlehne mehr oder weniger verschobenen Rückgrat?
Müssen wir das rund fünf Kilogramm schwere Gewicht unseres Kopfes in einer oder beiden Händen auf- und abstützen, weil Rückgrat und Rückenmuskulatur den Dienst dazu offenbar verweigern, oder spüren wir die Aufrichtekraft vom Alta Major-Zentrum im hinteren Schädelbereich, welche unsere Wirbelsäule natürlich *und* bequem in die Höhe ziehen und damit unseren Rumpf *und* unseren Kopf halten kann?
Fällt unser Kopf von einem weit vor die senkrechte Verlängerung unseres Rückgrats vorgestreckten Hals quasi müde herunter, oder ist unser Kopf in die Höhe emporgerichtet, aus der wir ganz wach unsere Inspirationen erfahren können?
Wenn wir uns aufrichten, auch und gerade im Berufsleben, wird unsere neue Selbst-Bewußtheit nicht unbemerkt bleiben! Sie werden unwillkürlich mehr natürlichen Respekt erfahren, weniger ungerechtfertigte Vorwürfe zu hören bekommen, Sie werden als verläßlicher und kompetenter gelten und vieles mehr. Anfangs mag es durchaus auch vorkommen, daß Sie unbewußte Ressentiments spüren von Menschen, die sich auf die Haltung und damit auch Ausstrahlung Ihrer bisherigen Persönlichkeitshaltung eingerichtet hatten und nun mit dem Wandel nicht gleich »klarkommen«. Mit Ihrer neuen Haltung haben Sie aber gleichzeitig auch mehr Verständnis und Mitgefühl gewonnen, weil Sie sich selbst besser kennengelernt haben und somit auch andere Menschen. Das wird Sie in die Lage versetzen, offen und selbstsicher und dabei ohne Hochmut, sondern in sich ruhend diese etwaigen, kurzzeitigen Ressentiments zu überspielen.

Leben *darf* Spaß machen – an jedem Tag, in jeder Minute, in jeder Situation –, auch wenn wir über uns und unser Schicksal manchmal selber lachen – oder es doch wenigstens sollten. Sie erinnern sich: der Mut zur Unvollkommenheit und das Vertrauen in Ihre Vision!

7
Alta Major-Reflexzonenarbeit an Fuß, Hand und Ohr

Reflexzonenarbeit, gleich ob an Fuß, Hand oder Ohr, ist einfacher und klarer, unmittelbarer in ihrer Wirkung, wenn sie von einem Partner durchgeführt wird. Denn wenn wir uns allein behandeln – vor allem an Fuß oder Hand –, kommen ja immer zwei Bewußtseinsimpulse gleichzeitig zusammen: unsere Hand, die etwas »tut«, und die andere Hand oder der Fuß, an dem wir etwas erspüren wollen. Diese Überschneidung von Bewußtseinsimpulsen erschwert ein gelassenes und deutliches Hineinspüren. Allerdings ist es auf jeden Fall besser, die entsprechenden Reflexzonen selbst zumindest anzuregen, um den Energiefluß zu stimulieren, als mangels eines Partners ganz darauf zu verzichten.

Zum Alta Major-Prinzip der natürlichen Aufrichtung gehört nicht nur die Arbeit mit der Haltung der Wirbelsäule, sondern auch die Arbeit mit der »reflektorischen Wirbelsäule«, wie sie sich in Fuß, Hand und Ohr spiegelt.

Es gibt einen engen Bezug zwischen einem Ganzen und jedem Teil dieses Ganzen. So wie die gesamte genetische Information eines Menschen in jeder einzelnen Zelle gespeichert ist, so wird zum Beispiel auch die Wirbelsäule in anderen Körperbereichen und -partien abgebildet. Am weitesten sind diese sogenannten Reflexzonen bisher an den Füßen, den Händen und den Ohren erforscht worden.

Inzwischen existieren recht genaue und übersichtliche »Landkarten«, die zeigen, wo man die Augen, das Herz, den Magen usf. am Fuß, in der Hand oder am Ohr ansprechen, also stimulieren kann. Diese Landkarten verzeichnen teils einzelne Punkte, wie beispielsweise für die Ohrakupunktur, teils Regionen und Linien für die Reflexzonenmassage an Füßen und Händen.

Wir wollen uns in diesem Zusammenhang auf die Linienführung der Wirbelsäule konzentrieren, wie sie an Fuß, Hand und Ohr reflektorisch abgebildet wird.

Man mag sich als Laie fragen, wie sich denn die Berührung und »Behandlung« des Fußes oder der Hand oder des Ohrs auf die Funktionsweise eines Körperorgans oder einer Körperstruktur wie der Wirbelsäule auswirken können. Dazu gibt es grundsätzlich zwei Überlegungen, die von einer gemeinsamen Basis ausgehen:

- Grundlage ist die Erfahrung, daß eine Aufrichtung bzw. Behandlung der Wirbelsäule sich gleichzeitig auf fast alle Organe auswirkt, weil in und durch die Wirbelsäule der zentrale Nervenstrang verläuft und sich von der Wirbelsäule aus weiter in die unterschiedlichen Körperzonen verästelt.
- Weiter hat die Erfahrung aus der Körperforschung und Heilkunde ergeben, daß »Reize« bzw. die Stimulierung der sogenannten Reflexzonen genauso wirksam (manchmal wirksamer) sein können wie die direkte Behandlung des betroffenen Organs oder Körperteils, indem dadurch die Selbstheilungskräfte intensiv angeregt werden.
- Nun geht eine Interpretationsweise davon aus, daß durch die Stimulierung von Zonen und Punkten an Fuß, Hand und Ohr Energieballungen angesprochen und aufgelöst werden können, so daß blockierte Energie wieder freier durch den Körper strömt oder ein Energiedefizit aufgefüllt werden kann.
- Die andere Sichtweise, der wir uns hier anschließen wollen, stellt Bewußtseinsprozesse in den Vordergrund. Wenn der Behandelte erfaßt, daß z. B. am Innenrist des Fußes die Wirbelsäule reflektorisch behandelt wird, und der Behandler sich dessen ebenfalls bewußt ist, so verbinden sich die *Bewußtseins*energien beider und führen dazu, daß die inneren Instanzen der Formintelligenz im Alta Major-Zentrum, insbesondere die des Behandelten, die Impulse zur Aufrichtung geistig begreifen und umsetzen.

Anders ausgedrückt: Wenn man sich als Behandelter hineinfühlen kann, daß und wo die Wirbelsäule am Innenrist des Fußes »abgebildet« wird, dann können Druckimpulse *dort* an der Spiegelung der Wirbelsäule im Fuß innere Bilder auslösen, die zeigen, wo zur Zeit noch Energieblockaden bzw. Abweichungen in der Haltung der tatsächlichen Wirbelsäule vorliegen und wie man sich durch Bewußtseinsanstöße richtig aufrichten bzw. »ausrichten« kann. In diesem Sinne der Reflexzonenbehandlung sind Energieblockaden Reserven, die man »anzapfen« kann.

Fußreflexzonenarbeit

Erspüren und Anregen der reflektorischen Wirbelsäule

- Wenn Sie keinen Partner haben, setzen Sie sich im Schneidersitz auf den Boden oder auf Ihr Bett. Nehmen Sie einen Fuß, vorerst mit Strumpf, in Ihre Hände und erforschen bzw. verinnerlichen Sie sich die Form Ihres Fußes.
- Nun nehmen Sie den Fuß ohne Socken in Ihre Hände und spüren Sie erst einfach einmal, wie sich Ihr Fuß jetzt anfühlt.
- Nun halten Sie den Fuß mit einer Hand von unten, so daß Sie die Innenfläche sehen, und spüren der Wirbelsäulenlinie im Fuß nach.

Die reflektorische Wirbelsäule bzw. die Reflexzonenlinie der Wirbelsäule führt vom großen Zeh bis zur Ferse.

- Vom obersten Gelenk bis zum Ballen des großen Zehs wird die Halswirbelsäule »abgebildet« – und zwar seitlich;
- vom Ballen bis zum höchsten Punkt in der seitlichen Wölbung des Innenristes führt die Linie der Brustwirbelsäule;
- von da weiter in Richtung zur Ferse schließen sich Lendenwirbelsäule, Kreuzbein und Steißbein an.
  Sitzhöcker und Gesäß werden im hinteren Teil der Ferse reflektorisch abgebildet, der im Sitzen auf dem Boden aufliegt.
- Fangen Sie an der Seitenkante des großen Zehs an und gehen Sie punktweise weiter nach unten zur Ferse hin. Probieren Sie ruhig aus, wie fest und tief Sie hinein»drükken« können, bis Sie an Ihre »Schmerzgrenze« kommen.
- Massieren und reiben Sie diese Zonen im Bewußtsein, daß sich dies auf die Aufrichtekraft Ihrer Wirbelsäule auswirken wird.
- Wenn Sie mit einer Fingerkuppe oder einem (nicht zu scharfen) Fingernagel an besonders empfindlichen Punkten einige Momente durchaus mit intensivem Druck verbleiben, können Sie beobachten, wie sich der Anfangs»schmerz« in die Empfindung eines tieferen Drucks verändert.
  Beißen Sie bitte nicht etwa die Zähne zusammen, während Sie stark drücken, als ob Sie Ihre Schmerzschwelle überschreiten wollten!

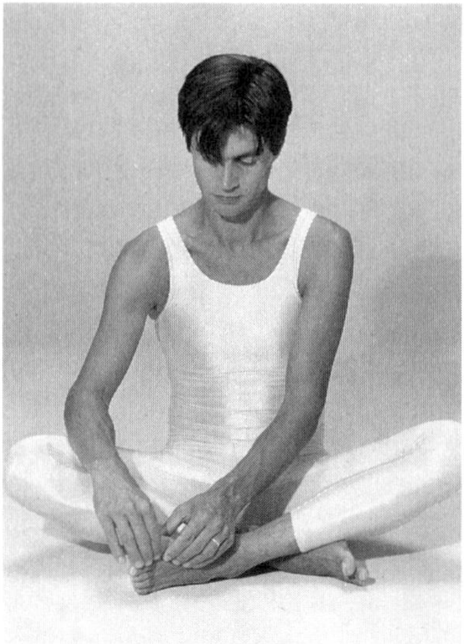

Alta Major-Reflexzonenarbeit an Fuß, Hand und Ohr

Abb. 104 (links): Erspüren der Spiegelung der Wirbelsäule in der Wölbung des Fußinnenristes.

Abb. 105 (unten): Dasselbe aus einer anderen Blickrichtung.

Abb. 106 (rechts oben): Der Partner streicht von den großen Zehen her langsam mit der Handkante entlang der Spiegelung der Wirbelsäulenlinie in der Fußinnenwölbung.

Abb. 107 (rechts unten): Dasselbe aus einer anderen Perspektive.

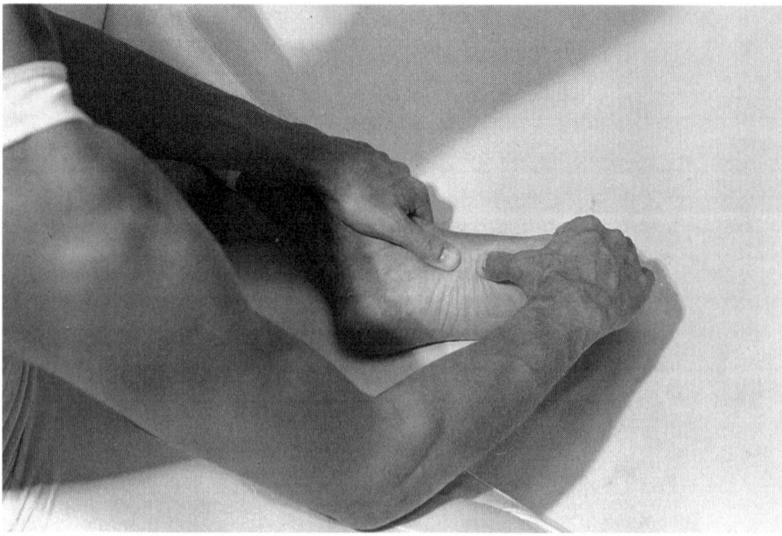

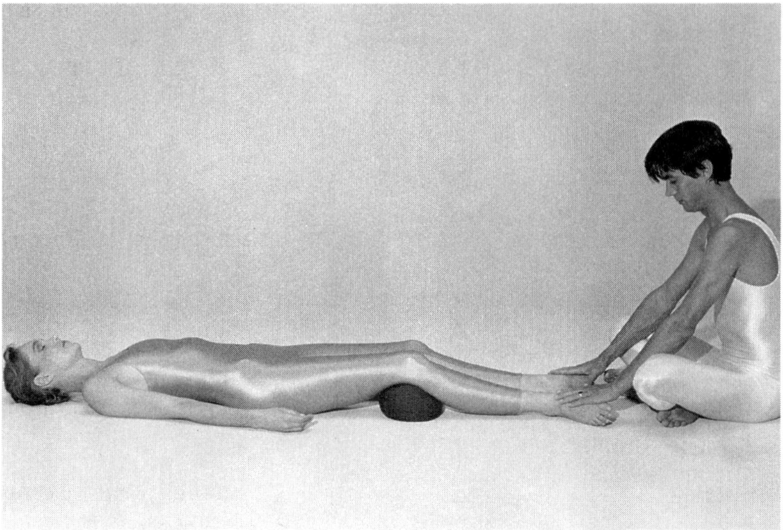

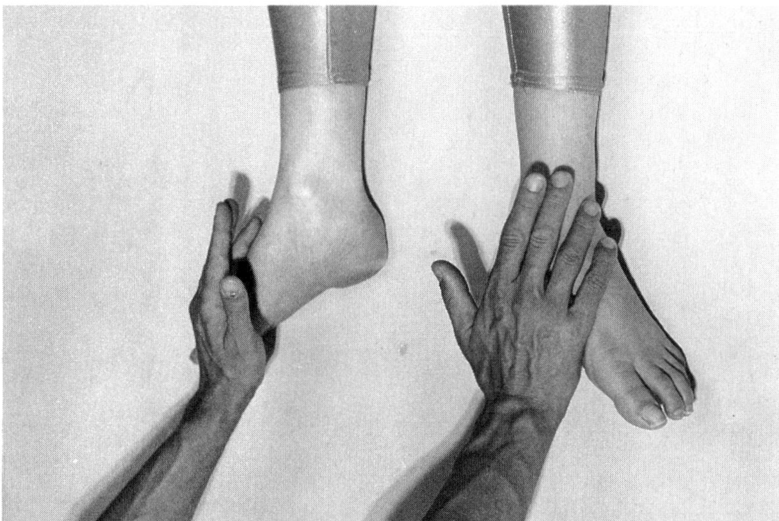

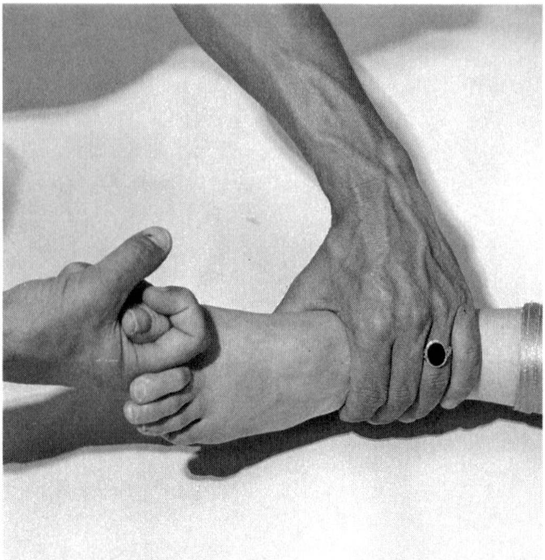

Abb. 108: Sanftes Ausziehen der großen Zehen.

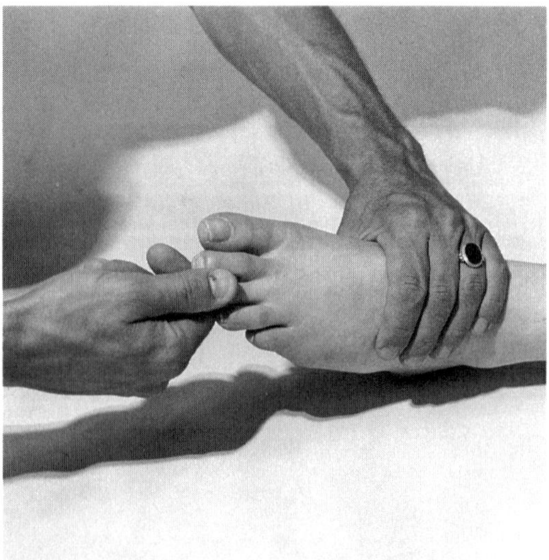

Abb. 109: Dasselbe an den anderen Zehen.

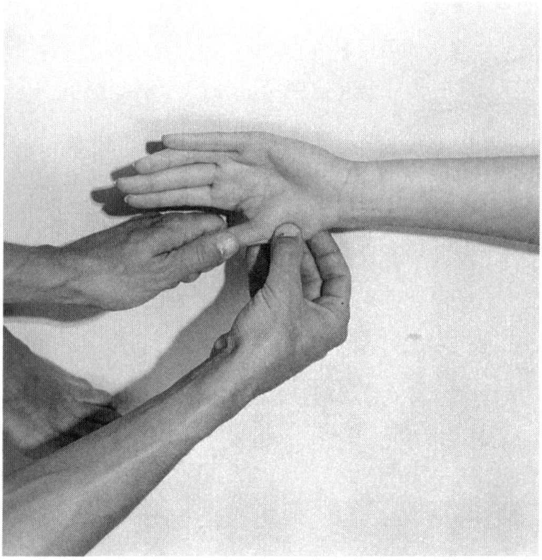

Abb. 110: Auch in der Hand findet sich eine Spiegelung der Wirbelsäulenlinie: Diese Linie verläuft vom obersten Daumengelenk beginnend seitlich entlang des Daumens zur Basis des Daumenballens am Handgelenk. Reflexzonenarbeit kann auch hier ansetzen.

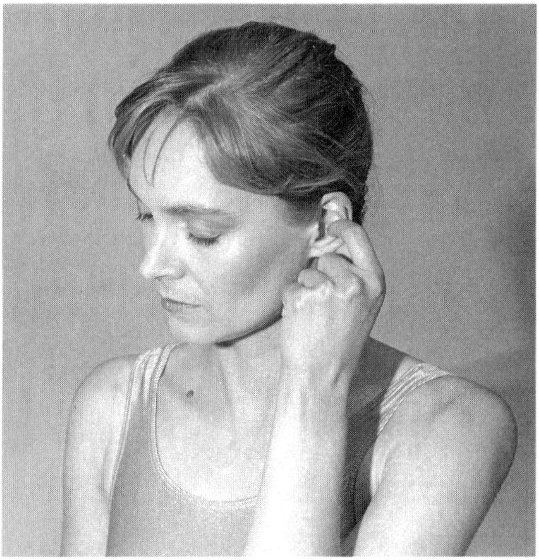

Abb. 111: Am Ohr findet sich die Spiegelung der Wirbelsäule entlang der oberen Kante der großen, bogenförmigen Knorpelerhöhung im Ohr.

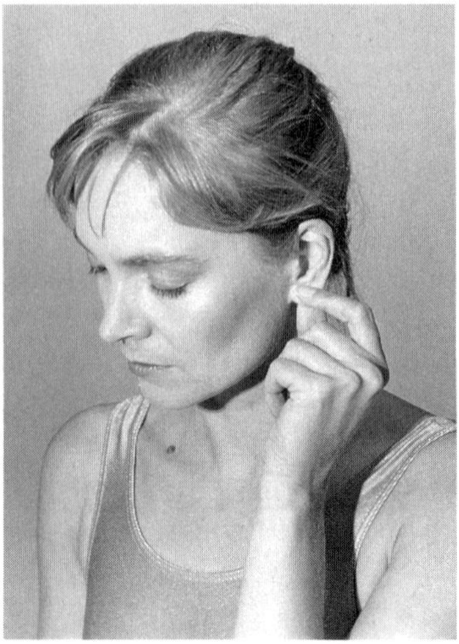

Abb. 112: Die Punkte entlang dieser Linie im Ohr können mit den eigenen Fingern stimuliert werden ...

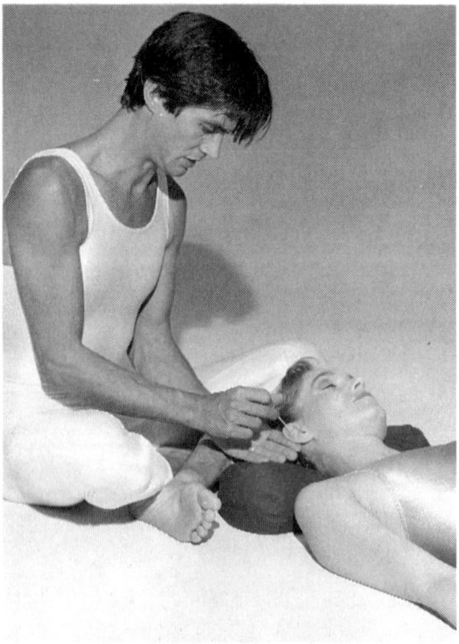

Abb. 113 (links): ... oder von einem Partner mit Hilfe eines Holzstäbchens, zum Beispiel eines Zahnstochers.

Abb. 114 (rechts): Über den Druck dieser vereinfachten »Ohrakupunktur« sollten sich beide Partner vorher und währenddessen abstimmen, um unangenehme Reaktionen zu vermeiden.

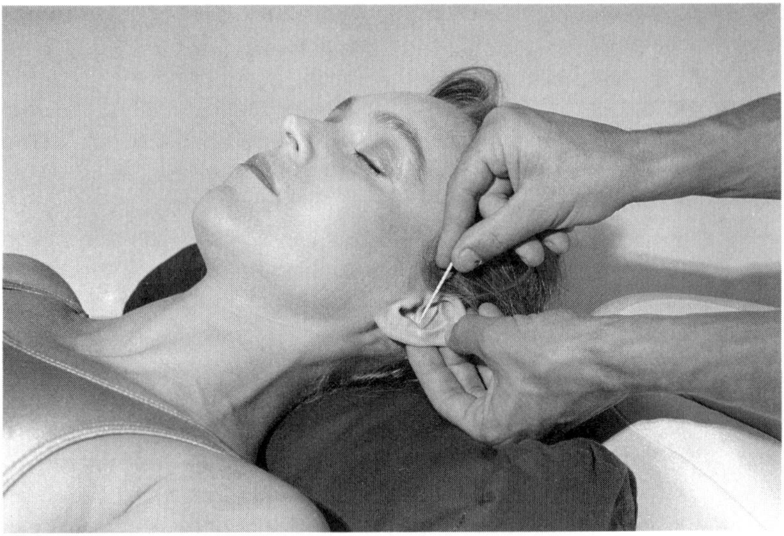

Wenn Sie an einem Punkt des Fußes empfindlicher sind als anderswo, atmen Sie mit dem Druck *aus*, mit *offenem* Mund!

- Partnerübung: Übender legt sich auf den Rücken, nimmt ein Kissen oder eine Rolle unter die Knie, so daß die Füße leicht auseinanderfallen, und ein Kissen unter den Schädelansatz.
- Der Partner beugt sich vor, um mit seinem Körpergewicht den Druck auf die Füße regulieren zu können. Er streicht nun langsam von den großen Zehen her mit der Handkante die Wölbung der Innenriste entlang zur Ferse hin. Die Füße werden dabei leicht seitlich auf den Boden gedrückt.
- Wiederholen Sie diese Übung mehrmals und erfassen Sie beide, wo Spannungen, Energieballungen oder so etwas wie die »Da wo's-Punkte« sind (siehe Kapitel über Alta Major-Übungen mit der Holzrolle).
- Danach geht der Partner mit der Daumenkuppe die Wirbelsäulenlinie entlang und bleibt immer einige Momente auf jedem Punkt. Die Tiefe und Intensität des Drucks und die Zeit des Verharrens auf einem Punkt werden nicht vom »aktiven«, sitzenden Partner, son-

dern vom »passiven«, liegenden Partner bestimmt!

- Lassen Sie sich gegenseitig Zeit zum Nachspüren.
- Sagen Sie sich gegenseitig, an welcher Stelle der reflektorischen Wirbelsäule gerade die Berührung erfolgt – also Hals-, Brust- oder Lendenwirbelsäule. Übende mit Reflexzonenkenntnissen können dabei auch die einzelnen Wirbel angeben.

Ausziehen und Dehnen der Zehen

Diese Übungen dienen dazu, den Kopfbereich und damit auch die Sinnesorgane und das Gehirn mit seinen Bewußtseinszentren anzuregen. Über die Zehen lassen sich alle diese Bereiche reflektorisch stimulieren. Diese Übung funktioniert am besten *mit* einem Partner.

- Wieder liegt ein Partner, wie oben beschrieben, während der andere an seinem Fußende sitzt.
- Der sitzende Partner ergreift einen großen Zeh zwischen seinem Zeigefinger und seinem Mittelfinger und dehnt ihn, indem er in kreisender Bewegung sorgsam daran zieht; der liegende Partner sagt an, was ihm richtig erscheint.
- Danach nimmt der sitzende Partner jeden anderen Zeh einzeln zwischen Daumen und darunter angewinkeltem Zeigefinger und dreht während des Dehnens den Zeh sorgsam mehrfach nach links und rechts.
- Lassen Sie sich Zeit für ein Nachspüren von körperlichen und geistigen Empfindungen.

Handreflexzonenarbeit

Diese Übung läßt sich entweder allein oder mit einem Partner durchführen. Wegen der Überschneidung von Bewußtseinsimpulsen ist es aber günstiger, sie mit einem Partner durchzuführen. Ihr Sinn besteht wie bei der Fußübung darin, den eigenen Körper zu erforschen sowie Energie- und Bewußtseinsimpulse für die Aufrichtekräfte der Wirbelsäule zu setzen.
Wer aus irgendwelchen Gründen, vielleicht weil die Reflexzonenarbeit an den Füßen ihm fremd, ungewohnt oder zu »intim« vorkommt, dort nicht beginnen will, fängt eben einfach bei den Händen an. Unsere Hände sind uns buchstäblich näher als unsere Füße. Wir kennen unsere Hände eher, weil wir sie im Gegensatz zu den Füßen meist unbekleidet sehen. Dabei sind die Füße keineswegs weniger wichtig. Gerade was unsere Haltung betrifft, stellen sie ja den untersten Kontakt zum Boden, der uns trägt, dar, und schafft damit die Verbindung zwischen uns Menschen und der Erde, die wir betreten.
Die Hände sind naturgemäß sehr viel aktiver und beweglicher. Aber auch in ihnen wird unsere Wirbelsäule reflektorisch gespiegelt. Die Wirbelsäulenlinie verläuft in der Hand vom obersten Daumengelenk an seitlich hinunter entlang des Daumens zur Basis des Daumenballens am Handgelenk.

- In der kleinen Übung arbeitet man sich punktweise vom obersten Daumengelenk an zum Daumenballen hinunter.
- Vorgehensweise, Druck, Nachspüren und bewußte Wahrnehmung der jeweiligen Wirbelsäulenzone sind analog zur Fußarbeit.

Reflexzonenarbeit am Ohr

Im Ohr finden sich ebenfalls Reflexpunkte für den ganzen Körper. Man kann im Ohr den Menschen wie noch im embryonalen Zustand abbilden.

Die Reflexzonenarbeit am Ohr ist sehr viel subtiler als jene an Fuß oder Hand und sollte erst durchgeführt werden, wenn man mit der reflektorischen Wirbelsäule in Füßen und Händen besser vertraut ist. Es geht bei Alta Major ja immer um bewußte Wahrnehmung, um ein forschendes Erkennen. Also hätte ein Manipulieren am Ohr, ohne den Bezug von einzelnen Punkten zur Wirbelsäule zu erfassen, keinen Sinn. Bei Alta Major kommt es auf das Begreifen des Übenden genauso bzw. sehr viel mehr an als auf die guten Absichten und das Wissen des Beraters.

Die Wirbelsäulenlinie läuft entlang der oberen Kante der großen bogenförmigen inneren Knorpelerhöhung im Ohr. Dieser Bogen kann zunächst einmal als Ganzes oder in Abschnitten massiert werden – entweder allein oder durch einen Partner.

Das Ohrläppchen entspricht dem Kopf. Auch hier kann zunächst massiert werden, um Spüren und Fühlen zu lernen.

Lassen Sie immer wieder Erlebnispausen zum Nachspüren zu.

Am besten *mit* einem Partner machen Sie folgende Übung, bei der es darum geht, ganz gezielt einzelne Punkte der reflektorischen Wirbelsäule entlang der Ohrbogenkante mit einem Hölzchen, einem Zahnstocher oder einem spitz zulaufenden Bergkristall zu stimulieren.

- Beide Partner sitzen, oder der Übende liegt.
- Der »aktive« Partner faßt mit Daumen und Zeigefinger das Ohrläppchen und den unteren Teil des Ohres.
- Er macht nun mit dem Hölzchen bzw. dem Zahnstocher dem »passiven« Partner einen Punkt nach dem anderen entlang der Kante des inneren Ohrbogens bewußt.
- Es wird so stark bzw. schwach eingedrückt, wie es dem passiven Partner zusagt.
- Der passive Partner versucht die Lage der einzelnen Punkte möglichst genau zu identifizieren.

Bei der Reflexzonenarbeit am Ohr geht es um die differenzierte Wahr-

nehmung, nicht um mehr oder weniger Druck- oder Schmerzempfinden.
Ganz allgemein gilt, daß Punkte, an denen die Stimulierung einen besonderen Reiz auslöst, keinesfalls als Hinweise auf Krankheit mißzuverstehen sind. Wenn Sie darüber im Zweifel sind, sollten Sie sich an eine/n ausgebildete/n und zugelassene/n Heilkundige/n wenden.
Die Zusammenhänge zwischen dem ganzen Menschen und seinem Körper im Verhältnis zu Fuß, Hand und Ohr werden in Alta Major-Seminaren gern in folgenden Bildern erklärt:

Wohin führt unser Lebensweg? Dorthin, wo uns die Füße tragen. Der Fuß stellt die primäre Verbindung zur Materie, zur Erde dar. Er entspricht auch der Ernährung des Menschen durch Materie und steht somit in Zusammenhang mit den Verdauungsorganen, die im unteren Teil des Körpers angesiedelt sind.

Wie geben wir unseren schöpferischen Kräften Gestalt? Über die Hände. Durch unserer Hände Arbeit werden wir selbst zum schöpferischen Gestalter unseres Lebens. Die Hände entsprechen – ihre Lage am Körper weist bereits darauf hin – dem Element Luft und sind der Lungenfunktion nahe, also der Ernährung durch die Luft, der Atmung.
Das Formprinzip eines ausgeprägten Kopfes auf einer deutlich nach oben gerichteten Halswirbelsäule wird in der Hand stärker »abgebildet« als am Fuß. Der Abschnitt des zweiten Daumengelenks ist sichtbar länger als jener des zweiten Gelenks des großen Zehs. Dieser Abschnitt entspricht reflektorisch dem Hals. Und die Daumen und Finger, die reflektorisch dem gesamten Kopf mit seinen Sinnesorganen und seinen Bewußtseinsfunktionen entsprechen, sind sichtbar länger als die Fußzehen.

Wer lenkt unser Leben? Die intelligente Instanz, die Gedanken fassen und formen kann, die dann später durch die Hände ihren Ausdruck finden. Das Ohr entspricht dieser Bewußtseinsinstanz am ehesten – seine Lage direkt oben am Kopf deutet es an. Mit den Ohren nehmen wir Schwingungen auf, die wir dann umsetzen und weiterverarbeiten. Das Ohr ist das »passivste« Sinnesorgan und repräsentiert damit auch die am wenigsten materielle, erdgebundene Ebene.

Übrigens findet sich eine derartige Dreiteilung auch in unserem Gesicht wieder: Im unteren Drittel befindet sich der Mund, über den wir Materie aufnehmen und uns sprachlich ausdrücken.

Im mittleren Drittel befinden sich Nase, Augen und Ohren, über die wir Sauerstoff zum Atmen beziehen und Eindrücke von außen wahrnehmen und über die Augen natürlich auch nach außen kommunizieren können.

Im oberen Drittel, also oberhalb aller Sinnesorgane, finden die unsichtbaren geistigen Bewußtseinsvorgänge statt, die unser Leben letztlich bestimmen.

8
Danken ist Heilen

Ein persönliches Nachwort

Zu Alta Major bin ich durch Herausforderungen meines eigenen Lebens, durch ein ständig wiederkehrendes Rückenleiden von Jugend an gekommen. Man kann ja immer wieder beobachten, daß Menschen mit Problemen in einer besonderen Weise konfrontiert werden (oder sie sich selber damit konfrontieren), um durch eigene, oft sehr tiefgreifende und schmerzliche Erfahrungen zu Erkenntnissen zu gelangen, deren Anwendung dann vielen anderen zu nützen vermag.

In diesem Sinne habe ich im Rückblick mit dem Abstand einiger Jahre auch eine schwere Hepatitis nach einem Auslandsaufenthalt als Herausforderung erkennen können, eines der Grundprinzipien für die Wirksamkeit der Alta Major-Methode zu entdecken. Ich befand mich ein halbes Jahr in verschiedenen Krankenhäusern, mit eingeschränkter Besuchserlaubnis für meine Familie, im zeitweise abgedunkelten Zimmer bei Leseverbot. Ärzte und Familie gingen davon aus, daß meine Lebensspanne sich einem frühen Ende zuneigte, während ich mein Leben bis dahin als außerordentlich reich und erfüllt empfunden hatte.

Aus dieser Haltung heraus erschien mir jeder neue Tag wie ein wunderbares Geschenk, das ich mit dankbarem Herzen zu empfangen lernte. Jeder Schritt stellte ein Abenteuer dar, ja sogar einen Vorhang wieder selbst beiseite zu schieben einen gelungenen Kraftakt. Wer von Ihnen eigene Erfahrungen mit schweren akuten oder chronischen Krankheiten gesammelt hat, wird verstehen, als welche besondere Gnade sonst selbstverständliche Tätigkeiten unter solchen Umständen erscheinen und wie intensiv auch sonst als nebensächlich erachtete Situationen erlebt werden. Für die Ärzte stellte meine schließliche Genesung übrigens ein medizinisches Wunder dar.

Die tiefe Dankbarkeit – tagelang, wochenlang und monatelang wieder aus vollem Herzen empfunden – entwikkelte sich für mich zu einem ungeahnten Kraftquell, aus dem ich mit immer volleren Händen schöpfen durfte – und noch heute schöpfe.

Natürlich war diese Dankbarkeit nicht gleich vorhanden – ich ging durch schwere Krisen, in denen ich mit Gott und dem mir auferlegten Schicksal haderte, in denen sich auch die sprichwörtlichen Schattenseiten einer Persönlichkeit bisweilen bedrohlich zeigen. Ich mußte zunächst lernen, körperliche Verrichtungen mit einer mir ungewohnten Langsamkeit zu vollziehen, wie im Zeitlupentempo oder auch in einer bewußten meditativen Verlangsamung.

An einem meiner psychischen Tiefpunkte wurde ich plötzlich mit einer für mich bis dahin unbekannten Einsicht konfrontiert: Meinte ich am Anfang meiner Krankheit, daß es eine »Zumutung« des Lebens an mich darstellte, daß ich überhaupt so krank werden könnte, erfaßte ich nun, daß überhaupt zu leben eine besondere Gnade bedeutete.

Ich habe mich später – und das führte ebenso zur weiteren Entfaltung und Entwicklung von Alta Major – häufig gefragt, was in mir den Umschwung vom Hader zur Dankbarkeit »bewerkstelligt« hatte. Die beste Antwort, die ich bis heute gefunden habe, lautet: Ich war endlich bereit (oder wurde vom Leben bereit gemacht), den Vollzug von Leben, meines eigenen Lebens, zu betrachten, zu beobachten, zu erforschen. Ich war bereit (oder wurde bereit gemacht), stillzuhalten, still zu sein, in mich hineinzuhören und sozusagen in meinen Körper hineinzusehen. Ich begriff, mit welchem Respekt wir mit unserem Körper als einerseits symbolischer Gestalt unserer Schöpferkraft und andererseits direktem Teil der einen großen Schöpfung, die wir in ihrer Ganzheit und Totalität ruhig auch Gott nennen dürfen, umgehen sollten. Ich erfaßte teils intuitiv, teils bildhaft, wie sehr unser Körper Teil unseres Lebens ist, wie er auf vielfältige Weise Botschaften für uns zum Ausdruck bringt, die wir sonst (noch) nicht begreifen.

Durch das Stillehalten wurde ich zur Ein-Sicht »gezwungen«, daß Leben ein göttliches Geschenk ist, welches wir mit höchster Ehrfurcht zu behandeln haben. Das ist der Grund dafür, daß wir als Alta Major-Berater nichts »machen«, sondern den Partner selber »machen« lassen und daß wir ihn sogar, bevor wir ihn auch nur passiv berühren, ausdrücklich um Erlaubnis bitten. Diese beiden Elemente – stille zu halten und dem Leben zu danken – haben für die Alta Major-Entwicklung

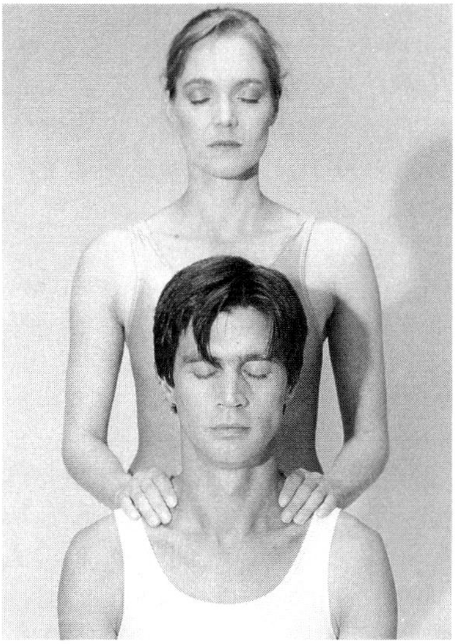

Abb. 115: Alta Major – Ein Weg zur inneren und äußeren Harmonie.

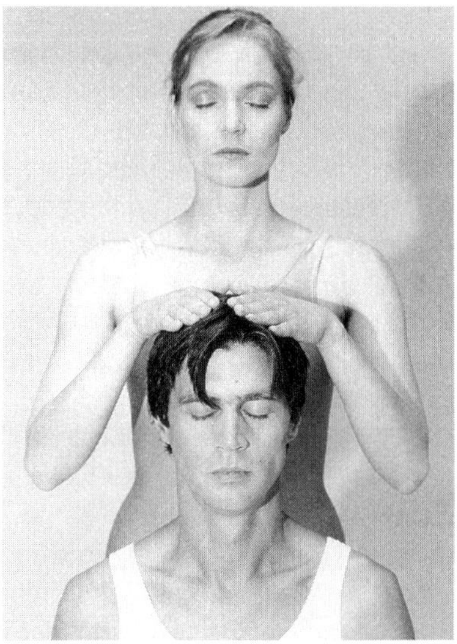

Abb. 116: Offen für die Inspiration aus höheren geistigen Ebenen.

entscheidende Bedeutung gewonnen. Dazu möchte ich Ihnen Worte eines Meisters und Lehrers ans Herz legen, welche die Dankbarkeit für das Leben ausdrücken, so wie es jetzt gerade ist, also auch für unseren »Ist-Zustand«, den wir in einer Alta Major-Sitzung erst einmal offen und vorurteilslos zur Kenntnis nehmen:

Ein neuer Mensch ist nötig:
der das Leben bejaht,
der das Leben liebt,
der die Liebe liebt,
der diese Schöpfung so liebt, wie sie ist,
der keine Forderungen stellt,
daß sie erst vollkommen
zu sein hätte . . .

Wenn wir den Ist-Zustand begriffen haben, reicht sogar die »homöopathische« Dosis einer traumhaften Vision oder scheinbar weit entfernten Wunschvorstellung, um Impulse der Ausrichtung und Aufrichtung auf unsere Idealhaltung hin auszulösen – so wie wir uns selbst meinen.

Die ganze Alta Major-Methode könnte eine »homöopathische« Form der körperlichen und seelischen Selbsterfahrung genannt werden, weil wir uns ja nicht nur auf geistige Vorbilder einstellen – und seien sie noch so schwach –, sondern weil auch die Berührung des Alta Major-Beraters nach dem Prinzip »Ähnliches durch Ähnliches heilen« erfolgt.

Der Alta Major-Berater legt dem Übenden die Hände so »passiv« und so leicht auf bzw. an den Körper, daß seine Hände die Form des Körpers »nachbilden«. Durch diese sanft spürbare Nachbildung des eigenen Körpers wird dem Übenden seine jeweilige Haltung (bzw. Fehlhaltung) begreifbar – und zwar sowohl äußerlich, sinnlich erspürt wie innerlich fühlbar.

Wenn der Alta Major-Berater daraufhin sowohl diese Haltung bzw. Fehlhaltung wie auch eine mögliche Idealhaltung am eigenen Körper so »spiegelt«, daß der Übende sie nun über die eigenen Hände nachbilden und »abnehmen« kann, heilt Ähnliches Ähnliches: Der Übende erkennt sowohl sich selbst im derzeitigen Ist-Zustand in der Spiegelung als auch sein Potential der Aufrichtung und Vervollkommnung.

In diesem Sinne ist der »Therapeut« nicht nur Berater, sondern gleichzeitig »Patient« und der Übende nicht nur »Patient«, sondern gleichzeitig auch »Therapeut«.

Es gibt einen äußeren und einen inneren Aspekt der Alta Major-Methode. Der äußere ist die äußere Aufrichtung im Verlauf von Vision, Berührung, Spiegelung des Ist-Zustands und des Idealzustands. Der innere Aspekt ist die Rückverbindung zu unserer geistigen Identität, die innere Aufrichtung, die zu einer neuen Ganzheitlichkeit und Vollkommenheit führt, auch wenn unser physischer Körper eine äußere Aufrichtung nur noch in geringem Maße erlaubt.

In der Homöopathie gilt die sogenannte Hochpotenz, also die extreme Verdünnung des ursprünglichen Wirkstoffes, als außerordentlich viel wirksamer als niedrige Potenzen.

So wirken in der Alta Major-Methode die Schwingungen der Vision einer ganzheitlichen Lebenshaltung außerordentlich viel wirksamer als irgendeine körperliche Manipulation es je könnte. Deshalb hilft sowohl Alta Major-Berater wie Alta Major-Übendem am meisten, wenn sie sich selbst und den anderen in der idealsten Weise sehen, spüren, begreifen können.

Die »homöopathische« Dosis der Vollkommenheit in der Vision von sich und dem anderen führt unweigerlich zur Verwirklichung von Vollkommenheit. Dankbarkeit für das So-Sein ist der erste Schritt dazu!

Danken ist Heilen – Heilen ist Danken. Wir danken dafür, daß viele Menschen uns geholfen haben, heil zu werden, und wir heilen, um zu danken – den Menschen, dem Leben, Gott.

Anhang

Wenn Sie Interesse an Vorträgen, Einzelsitzungen, Seminaren haben, wenden Sie sich bitte an folgende Adresse:

Alta Major-Institut
Maximilian-Wetzger-Str. 5
8000 München 19
Tel. 089/1238580

Dort erhalten Sie auch die Bezugsquellen für die Alta Major-Rolle und das Alta Major-Kissen.

Empfohlene Literatur

Bailey, Alice A.: Die Seele und ihr Mechanismus. Verlag Karl Rohm, Bietigheim 1976.

Bailey, Alice A.: Der Yoga-Pfad. Verlag Karl Rohm, Bietigheim.

Blakeslee, Thomas R.: Das rechte Gehirn. Aurum Verlag, Freiburg, 2. Aufl. 1988.

Blechschmidt, Erich: Die Erhaltung der Individualität. Band 12. Herausg. H. W. Beck, Th. Ellinger, H. Hörnicke, H. Schneider. Studiengemeinschaft WORT UND WISSEN e. V., Freudenstadt.

Diamond, Dr. John: Die heilende Kraft der Emotionen. Verlag für Angewandte Kinesiologie, Freiburg.

Diamond, Dr. John: Der Körper lügt nicht. Verlag für Angewandte Kinesiologie, Freiburg 1983.

Drewermann, Eugen: Wort des Heils – Wort der Heilung. Band I. Patmos Verlag, Düsseldorf 1988.

Dürckheim, Graf Karlfried: Übung des Leibes. Verlag Martin Lurz GmbH, München 1981.

Dürckheim, Graf Karlfried: Zen und wir. Fischer Taschenbuch Verlag, Frankfurt 1974.

Feild, Reshad: Ich ging den Weg des Derwisch. Fischer Taschenbuch Verlag, Frankfurt 1983.

Geesing, Dr. med. Hermann: Immun-Training. F. A. Herbig Verlagsbuchhandlung, München 1988.

GEO Wissen – Gehirn/Gefühl/Gedanken. Verlag Gruner + Jahr, Hamburg, Heft Nr. 1, 25. 05. 1987.

Gibran, Khalil: Der Prophet. Walter Verlag, Olten und Freiburg, 16. Aufl. 1984.

Griscom, Chris / Rohr, Wulfing von: Die Heilung der Gefühle, Goldmann Verlag, München 1989.

Harf, Anneliese / Rohr, Wulfing von: Yoga – Weg zur Harmonie. Falken-Verlag, Niedernhausen 1989.

Heisenberg, Werner: Das Naturbild der heutigen Physik. Rowohlt Taschenbuch Verlag, Hamburg 1955.

Hessenbruch, Helmut: Die umfassende Bedeutung der Hände. Schriften der LEBENSSCHULE e. V., Bad Liebenzell 1971.

Keller, Helen: Meine Welt.

Köppen-Weber, Divo: Alta Major-Energie. Verlag Peter Erd, München 1987.

Köppen-Weber, Divo: Du bist der neue Mensch! Das Alta Major-Prinzip: Schmerzfrei und aufrecht durch eine neues Bewußtsein unserer Wirbelsäule. Goldmann Verlag, München 1989.

Kraaz, Ingrid S./Rohr, Wulfing von: Die richtige Schwingung heilt. Goldmann Verlag, München 1989.

Kübler-Ross, Elisabeth: Über den Tod und das Leben danach. Verlag Die Silberschnur, Melsbach 1987.

Leboyer, Fréderick: Geburt ohne Gewalt. Kösel Verlag, München.

Lusseyran, Jacques: Blindheit – ein neues Sehen der Welt / Der Blinde in der Gesellschaft. Verlag Freies Geistesleben, Stuttgart 1984.

Martin, Maurice: Die Frage aller Fragen: Woher kommt der Mensch? Verlag Die Kommenden GmbH, Freiburg 1983.

Massa, W.: Stille und Erziehung. Bei sich zuhause sein. Aquamarin Verlag, Grafing 1989.

Michel, Peter: Karma und Gnade, Aquamarin Verlag, Grafing 1986.

Nelson, Ruby: Das Tor zur Unendlichkeit. Aquamarin Verlag, Grafing 1985.

Sathya Sai Brief. Heft 31. Rainer Leonardy, München, Herbst 1989.

Satprem: Der Mensch hinter dem Mensch. O. W. Barth Buch im Scherz Verlag, 1981.

St. John, Robert: Metamorphose – Die pränatale Therapie. Synthesis Verlag, Essen 1984.

Steindl-Rast, David: Fülle und Nichts. Goldmann Verlag, 4. Aufl. 5/89.

Steiner, Rudolf: Zur Sinneslehre. Verlag Freies Geistesleben, Stuttgart 1980.

Szekely, Edmond: Heliand – Evangelium des vollkommenen Lebens. Drei-Eichen-Verlag, München 1986.

Upanishaden – Altindische Weisheit. Übertragen von Alfred Hillebrandt. Eugen Diederichs Verlag, Düsseldorf 1958.

Waerland, Are: Die Wirbelsäule – Säule der Gesundheit. Humata Verlag Harold S. Blume, Bern 6. Aufl.

Wedemeyer, Inge von: Die Goldenen Verse des PYTHAGORAS – Lebensregeln zur Meditation. Verlag Heilbronn 1985.

Yesudian, Selvarajan/Haich, Elisabeth: Sport und Yoga. Drei-Eichen-Verlag AG, Engelberg/Schweiz + München 1972.

Yogananda, Paramahansa: Wissenschaftliche Heilmeditationen. Otto Wilhelm Barth Verlag, München 3. Aufl. 1985.